高等职业教育医学卫生类专业规划教材

全国高职高专院校教材

供护理、助产等相关专业用

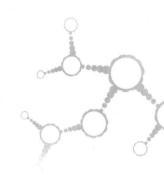

护理心理学

Nursing Psychology

邓尚平 主　编

敖　云　简璐丝　副主编

U0379347

重庆大学出版社

内容提要

本书在内容上共分为 11 章,具体包括:绪论、普通心理、心理学的基本理论、发展心理和健康心理、心理评估与心理咨询、心理干预、心身疾病、护理人员心理、护理人员心理护理的程序与方法、临床常见患者的心理护理、神经症与人格障碍患者的心理护理,并在附录中收集了常用九种心理测试量表。

本书内容丰富,深入浅出,能够为广大中高职护理、助产专业学生学习心理学知识,以及参加全国护士资格考试、见习实习期间开展临床实践进行心理护理、整体护理等,提供一个坚实的基础。

图书在版编目(CIP)数据

护理心理学/邓尚平主编.—重庆:重庆大学出版社,2017.1(2021.1重印)
高等职业教育医学卫生类专业规划教材
ISBN 978-7-5689-0255-7

Ⅰ.①护… Ⅱ.①邓… Ⅲ.①护理学—医学心理学—高等职业教育—教材 Ⅳ.①R471

中国版本图书馆 CIP 数据核字(2016)第 276318 号

高等职业教育医学卫生类专业规划教材
护理心理学
(HULI XINLIXUE)
主 编 邓尚平
副主编 敖 云 简璐丝
责任编辑:袁文华 版式设计:袁文华
责任校对:秦巴达 责任印制:赵 晟
*
重庆大学出版社出版发行
出版人:饶帮华
社址:重庆市沙坪坝区大学城西路 21 号
邮编:401331
电话:(023) 88617190 88617185(中小学)
传真:(023) 88617186 88617166
网址:http://www.cqup.com.cn
邮箱:fxk@cqup.com.cn(营销中心)
全国新华书店经销
重庆市正前方彩色印刷有限公司印刷
*
开本:787mm×1092mm 1/16 印张:11 字数:271 千
2017 年 1 月第 1 版 2021 年 1 月第 3 次印刷
印数:4 001—6 000
ISBN 978-7-5689-0255-7 定价:29.00 元

本书如有印刷、装订等质量问题,本社负责调换
版权所有,请勿擅自翻印和用本书
制作各类出版物及配套用书,违者必究

BIANWEIHUI 编委会 ✚

《高等职业教育医学卫生类专业规划教材》编委会

编 委 (以姓氏拼音为序)

陈艳成(湖北中医药高等专科学校)

邓尚平(湖北三峡职业技术学院)

胡国庆(湖北职业技术学院)

梅盛平(湖北职业技术学院)

石勋红(湖北中医药高等专科学校)

唐　前(湖北职业技术学院)

夏　岚(湖北三峡职业技术学院)

王洪涛(湖北职业技术学院)

许　杰(湖北职业技术学院)

严　松(湖北职业技术学院)

叶　芬(湖北职业技术学院)

岳新荣(湖北职业技术学院)

张　红(黄冈职业技术学院)

张新明(湖北三峡职业技术学院)

《护理心理学》编写组

主　　编　邓尚平(湖北三峡职业技术学院医学院)

副主编　敖　云(新疆博尔塔拉职业技术学院)

　　　　　简璐丝(湖北三峡职业技术学院心理健康教育中心)

编　　者　(以姓氏拼音为序)

　　　　　阿丽米娜·赛里克汗(新疆博尔塔拉职业技术学院)

　　　　　阿依古丽(新疆博尔塔拉职业技术学院)

　　　　　敖　云(新疆博尔塔拉职业技术学院)

　　　　　邓尚平(湖北三峡职业技术学院医学院)

　　　　　古丽·波斯坦(新疆博尔塔拉职业技术学院)

　　　　　简璐丝(湖北三峡职业技术学院心理健康教育中心)

　　　　　卢春晓(湖北三峡职业技术学院心理健康教育中心)

　　　　　萨尔古丽(新疆博尔塔拉职业技术学院)

　　　　　田本滢(湖北三峡职业技术学院医学院)

　　　　　于利伟(湖北襄阳职业技术学院医学院)

　　　　　周　晋(湖北三峡职业技术学院基础课部)

　　　　　周玉芳(湖北省宜昌市夷陵医院)

健康不只是没有躯体疾病,还应有完整的心理状态和社会适应能力。护理工作也越来越重视将心理学理论知识和实用技术运用在护理学理论研究和临床实践之中,心理护理已成为现代系统化整体护理中不可缺少的一部分。

护理心理学是护理学与心理学相结合而形成的一门新兴应用学科,不少护理心理学教材多偏重普通心理学理论和医学心理学基础,本书则以突出现代社会人群、医院患者、护理人员的心理特点为核心,以培养心理护理基本技能为目标,以护理程序为心理护理基本方法,以护理心理学科研方法为导向,全面地论述了心理护理的理论基础和实践技能。

本书作为高职高专医学卫生类专业规划教材之一,编写时本着"必需+够用"的原则,按照职业教育的"五个对接"要求,在参考、借鉴同类教材的基础上,对部分知识结构和具体内容进行了适当的调整和取舍,力求将课程内容与全国护士资格考试内容有机结合,做到全面系统、内容精练、重点突出、资料新颖及操作性强,适用于高职高专院校护理、助产专业,还适合于大专院校学生及心理学爱好者参考阅览。

主编邓尚平编写了第四章《发展心理与健康心理》和第十章《神经症与人格障碍患者的心理护理》,同时整理编者名单、前言、目录、内容提要、常用九种心理测试量表、课程学时分配表和主要参考文献等内容,并负责全书的统稿和审稿工作;副主编敖云和简璐丝分别编写了第一章《绪论》和第五章《心理评估与心理咨询、心理干预》,并协助主编完成了部分章节的统稿和校稿工作;阿丽米娜和萨尔古丽老师编写了第二章《普通心理学》;周晋老师编写了第三章《心理学的基本理论》;田本滢老师编写了第六章《心身疾病》;古丽波斯坦老师编写了第七章《护理人员心理》;于利伟老师编写了第八章《护理人员心理护理的程序与方法》;来自临床护理实践一线的周玉芳护士长编写了第九章《临床常见患者的心理护理》;阿依古丽编写了第十章《神经症与人格障碍患者的心理护理》。

本书是全体编写人员共同努力的结果,大家为此艰辛付出,同时,在编写时借鉴、参考了大量同行的研究成果和现有教材,得到了出版社的大力支持,在此一并表示衷心的感谢! 特别是本人援疆支教所在学校新疆博尔塔拉职业技术学院医疗卫生教学部的敖云老师(蒙古族)、阿丽米娜·赛里克汗老师(哈萨克族)和古丽·波斯坦老师(维吾尔族)、学生科的萨尔古丽老师(维吾尔族),以及本人援博期间的"双结双促"对子的阿依古丽老师(哈萨克族),均参加了本书的编写和审核工作。也算是加强民族交往交流交融,促进民族团结进步的理论成果之一吧!

由于编者水平有限,难免存有诸多不足,衷心希望同仁和广大读者提出宝贵意见和建议,以利日臻完善。

邓尚平

2016 年 6 月

第一章 绪 论

📖 学习目标

- 掌握护理心理学的概念、对象和任务。
- 掌握护理心理学的发展。
- 熟悉现代医学模式和护理心理学常用的研究方法与研究方式,树立整体护理观。

📖 知识点

- 护理心理学的概念和任务;护理心理学的发展简史;现代医学模式和整体护理观。
- 护理心理学常用的研究方法。

第一节 护理心理学的概念、研究对象和任务

一、护理心理学的概念

所谓护理心理学,是指从护理情境与个体相互作用的观点出发,研究在护理情境这个特定的社会生活条件下个体心理活动发生、发展及其变化规律的学科。此定义中所指的"个体",即护理心理学的研究对象,包括护士与病人两个方面,本学科既要研究在护理情境下病人个体心理活动的规律,又要研究护士个体心理活动的规律,二者不可偏废。

自19世纪中叶南丁格尔创立第一所护理学校后,人们就把担负保护人类健康的职责,以及护理病人而使之处于最佳状态看成是护理工作的重要内容。随着医学模式由"生物医学模式"向"生物—心理—社会医学模式"转变及护理学的发展,护理制度由过去以"疾病为中心的功能制护理"向以"病人为中心的整体护理"转变,把人看成是一个身心统一的整体,护理工作就是要给病人以护理支援,关心病人的心理,提高自我护理能力,促进病人早日康复。因此,心理护理必将成为现代护理的重要组成部分。

二、护理心理学的研究对象和范围

人的疾病既有生理和躯体的,也有心理精神层面的,因此在病人的护理、治疗和康复过

程中,生理护理与心理护理理应兼顾、必须统一。弗罗伦斯·南丁格尔曾说过:"护理工作的对象,不是冷冰冰的石块、木头和纸片,而是有热血和生命的人类。"随着医学心理学的发展,护理学也与心理学不断融合,形成专门研究心理护理的护理心理学。护理心理学的研究对象既包括患者和具有潜在健康问题的健康人,还包括护理人员;既对患者和具有潜在健康问题的健康人提供心理护理,还对护理人员提供心理指导。

护理心理学的研究范围,主要包括心理行为的生物学和社会学基础,心身相互作用的规律和机制,心理行为因素在疾病的发生发展、诊断、康复过程中的作用规律及其护理措施,各种疾病过程中的心理行为变化及护理干预方法,如何将心理学的知识和技术应用于人类的健康,以及如何建立健全适应现代社会发展的良好的新型护患关系和护理人员良好心理素质的培养等内容。

三、护理心理学的主要任务

护理心理学的任务是把心理学的基本理论和技术运用于临床护理,指导护理人员遵循护理对象的心理活动规律做好心理护理。护理心理学为实现心理护理任务,必须深入研究护理对象在护理实践中心理变化的规律和特点、护理人员在护理实践中的心理变化和行为举止以及心理护理的方法和技艺等。护理心理学的主要任务具体体现在以下几个方面:

(一)研究心身交互作用对健康的影响

护理心理学必须深入研究人们的心理活动对躯体生理活动的影响,揭示疾病与心理因素的内在联系。护理人员只有通过认识、掌握规律,才能自觉地采取科学措施进行心理护理。

(二)研究病人的心理活动特点和规律

不断研究病人的心理活动特点和规律,并依据其心理需要,采取科学措施,实施最佳心理护理,是护理心理学需要研究的重要内容。人是具有个体差异的,护理对象的家庭情况、职业、地位、民族、信仰、生活习惯和受教育程度各异,所得的疾病病因病情也不尽相同,要使不同的护理对象都能达到心理护理的最佳身心状态,既是一门专业技术,更是一项精细艺术。

(三)研究干预病人心理活动的理论与技术

人的心理,既有主观性又有客观性,既有稳定性又有可塑性。病人心理活动寓于每个病人的头脑之中,完全了解他们的心理活动是有困难的,但他们的心理活动又自觉地表现在言谈举止等行为活动之中,因而了解并掌握病人的心理活动又是可能的。

因此,护理心理学不仅要研究病人的心理活动规律,还要进一步研究干预病人心理活动的理论与技术,是护理心理学的又一项十分重要的任务,如权威性的劝说和解释可以改变病人的认知方式,一个热烈真诚的拥抱可以转变病人的情绪状态,一次巧妙的积极暗示可以使病人遵循护理人员的意志等。

(四)研究护理人员的心理品质及培养

护理人员通过护理为病人减轻疾苦,护理是一项崇高的事业。要做好这项工作,就要求护理人员必须具备一系列良好的心理品质,如护理人员的"四心"(即爱心、耐心、责任心、细心），要理解、尊敬和体贴、爱护病人，必须具备职业道德操守和精湛的护理技术，必须懂得塑造"白衣天使"的良好形象，引导病人树立战胜疾病的信心。

第二节 护理心理学的发展史

一、医学模式的转变与现代护理学的发展

医学模式是指在一定时期内人们对疾病和健康的总体认识，包括疾病观、健康观等。医学模式是医学发展的指导思想，也可以说是一种哲学观在医学上的反映，影响医学工作的思维及行为方式，使之带有一定倾向性，从而影响医学工作的结果。现行的"生物—心理—社会医学模式"把人看成是一个多层次的、完整的连续体，在健康和疾病的问题上同时考虑生物、心理、社会因素。

护理科学的先驱南丁格尔，她以对护理工作的独到见解，创建了全新的护理概念，使护理工作走上了科学发展的道路。继南丁格尔之后，随着护理工作内涵的不断扩展，许多护理理论家也不断提出新的护理理论和护理模式，整体护理以整体医学观为指导，以患者为中心，以护理程序为框架，将护理业务与管理的各个环节系统化，突出了护理工作的整体性、科学性和系统性。现代化的护理理论体现了"生物—心理—社会医学模式"的影响。

二、护理心理学的发展简史

（一）护理心理学的思想起源

护理心理学的起源可以追溯到人类社会诞生之初，世界各国的传统医学中的护理过程包含着护理心理学的思想萌芽，比如《黄帝内经》的《灵枢·口问》有"悲哀愁忧则心动，心动则五脏六腑皆摇"的记载，《素问·阴阳应象大论》的"怒伤肝，悲胜怒；喜伤心，悲胜喜；思伤脾，怒胜喜；忧伤肺，喜胜忧；恐伤肾，思胜恐"，根据五行学说提出了情志相胜疗法的原理。2 000多年前的《逻迦集》也有"护士必须心灵手巧，有纯洁的心身；护士必须具有良好的行为，忠于职务，仁慈和善，对患者有感情"的论述。

人的个性特征等因素对疾病产生影响，这就要求护理人员必须重视患者的心理状况，关注患者心理障碍与照顾患者躯体疾病同等重要。

（二）护理心理学的发展阶段

护理心理学来源于心理学和护理学，而心理学和护理学均是一门既古老又年轻的科学，其发展主要经历了以下三个阶段。

1.护理心理学的萌芽期　从19世纪中叶到20世纪40年代。

自19世纪中叶以来，现代护理学经历了以疾病为中心、以病人为中心和以健康为中心三个发展阶段，现代护理学诞生于1840年。心理学则经历了哲学心理学和科学心理学两个发展阶段，哲学心理学研究的主要对象为灵魂和心灵，从公元前6世纪至公元19世纪中叶，经历漫长的发展阶段，主要以思辨方式研究。1879年德国心理学家冯特在德国莱比锡大学创建了世界上第一个心理学实验室，标志着科学心理学的诞生。从19世纪中叶开始至今，

研究的主要对象为意识和行为,以实证方式研究。心理学和护理学自诞生起,相互交错、相互影响、相互渗透,经历了较为漫长的时期,诞生了一门新的学科——护理心理学。

2.护理心理学的形成期　20世纪40年代到70年代。

20世纪40年代,美国心理学家马斯洛提出人的"需要层次理论"、生物学家纽曼提出"人和环境的相互关系学说",人们对心理和健康的关系有了新的认识。1948年,世界卫生组织(WHO)提出了著名的健康三维概念,即"健康不仅是没有疾病或不虚弱,而是身体的、心理的和社会的完美状态。"1943年,我国首版《护理心理学》教科书出版发行。20世纪70年代,美国护理界提出"护理的服务对象是所有的人""必须重视人是一个整体,除生理因素以外,心理、社会、经济等方面因素都会影响人的健康状态和康复程度"等观点,强调疾病护理必须重视患者的心理护理。

3.护理心理学的发展期　20世纪80年代以后。

1980年,美国护理学会将护理定义为"护理是诊断和处理人类对现存的或潜在的健康问题的反应",强调人的行为反应,表现在人们对一件事从生理、心理、社会、文化和精神诸方面的行为反应。如心肌梗死病人的行为反应可以表现为生理的疼痛、胸闷、气急和心理的害怕、恐惧,以及社会因素的亲属和单位的关心,文化方面的关于疾病的认识和理解,还有精神层面的是否被护士和医生重视与尊重等。1978年,WHO正式提出"2000年人人享有卫生保健"的全球性战略目标,再次强调了"以整体人的健康为中心"的重要观点。

进入21世纪以来,广大护理工作者在"生物—心理—社会医学模式"的基础上,坚持"以整体的人的健康为中心"的现代护理观,不断学习心理学知识,积极参与心理护理实践,中高职和本科院校护理专业均开设了护理心理学课程,护理心理学得到规范化、科学化的发展,也取得了较大的成绩。但科学无止境,学科发展更是如此,护理心理学尚需要不断加强内涵建设,建立健全完整科学的学科理论体系,更好地为患者服务、为护理对象服务。

第三节　护理心理学的研究方法和研究类型

一、护理心理学的研究方法

(一)观察法

观察法是指通过对被试的外显行为进行有目的、有计划地观察以分析其心理活动的一种研究方法,包括自然观察法和控制观察法。

(1)自然观察法:在自然情境下进行的观察。优点是简便、易行,材料较真实。缺点是结果具有一定的偶然性,获取特定资料需较长时间。

(2)控制观察法:在预先设计的情景下进行的观察。优点是获取资料快,容易作横向比较分析。缺点是受设计情景影响,不易反映真实状况。

(二)调查法

调查法是指通过晤谈或问卷等方式获得资料,并加以分析的一种研究方法,包括晤谈调查法和问卷调查法。

（1）晤谈调查法：在主试与被试面对面时，以谈话方式进行的调查。优点是简单、方便，较快获得结果。缺点是某些被试不习惯面对面，导致调查资料失真。

（2）问卷调查法：利用事先拟好的问卷，由被试在问卷上进行回答的调查。优点是简便、易行，信息量大。缺点是易受影响，真实性较差。

（三）实验法

实验法是指在控制的条件下系统地操作某种变量（刺激变量或自变量），以研究该变量的变化对其他变量（反应变量或因变量）影响的一种研究方法，包括自然（现场）实验法和实验室实验法。

（四）测验法

测验法是指运用标准化的心理测量工具，对心理活动进行测量和评定的一种研究方法。常用的有智力测验、个性测验、社会适应行为测验、职业咨询测验等。标准化的心理测量工具都是经过信度、效度检验的，在测量过程中必须严格按照心理测量的科学规范进行。目前常用的有智力测验、个性测验、社会适应行为测验、职业咨询测验、心理健康测验等，具体内容可见第五章。

二、护理心理学的研究类型

（一）因果研究

因果研究是指一种变量之间因果关系的研究类型，通过多个不同自变量通过实验获得因变量的出现，从而判断自变量与因变量的因果关系。

（二）相关研究

相关研究是指一种变量之间相互变化关系的研究类型。

（三）横向研究

横向研究是指一种同一时间内对相匹配的多个样本组有关变量进行对比分析的研究类型。

（四）纵向研究

纵向研究是指在一定时期内对同一批样本组的变量进行连续追踪的研究。

第四节 学习护理心理学的意义

护理心理学是护理专业和助产专业的专业基础课程，也是护理人员从事护理临床实践的理论基础。学习护理心理学，有助于推动护理学实践技能的发展，全面提高护理质量，也是实施系统化整体护理的需要。因此，学习护理心理学的意义主要体现在以下几个方面：

一、有助于培养护理人员良好的心理素质，塑造健全人格，强化职业形象和专业意识

稳定的情绪、良好的形象、积极的心态，是护理人员基本的心理素质。护理工作是通过护理人员精心细致的护理，不断减除患者的病痛。因此，对待一个失去健康甚至日常生活难以自理的患者，必须尊重和体贴他们。护士要耐心倾听其申诉并协助解决，对其病痛要予以同情和安慰，工作要认真负责，发挥精湛熟练的技术，尽量减少病人的痛苦，获得其信赖，增强其安全感；护士应经常鼓励病人配合治疗，让患者对恢复健康抱有信心。护士也要注意自己的表情、言谈举止，以便给患者带来亲切关怀、体贴了解、主动帮助的体验。护士除了解内、外、妇、儿科和五官科等专业知识和护理技术外，还必须熟练地掌握心理学和社会学的知识，培养冷静的头脑和敏锐的观察力，培养良好的心理素质，塑造健全人格，合理科学处理护理工作。

二、有助于提高护理质量，增强护理实效

护理心理渗透于护理工作的全过程，融合在各项护理措施中，任何一项护理工作都需要贯彻心理学的原则，与患者建立良好的关系，帮助患者遵守医嘱，达到康复的目的。护理人员通过学习护理心理学，掌握心理学的知识和技术，有助于建立维护良好的护患关系，确保各项护理工作有效实施。患者的信念、思想、态度、情感等心理活动，能使其体内的生理心理过程朝一定方向变化，根据心理活动的规律，有效利用患者心理活动对躯体活动产生的积极影响，促使疾病朝着痊愈的方向发展。因此，了解和掌握护理对象的一般心理状态和特殊心理表现，进行心理治疗，可以取得良好的治疗效果。例如，刚入院的患者由于不熟悉医院环境有焦虑不安情绪，某些精神病患者由于不承认自己有病而拒绝住院等。护理心理学要求护理人员在了解患者的一般心理状态的同时，还应掌握患者的特殊心理表现，针对患者各自的特点，采用心理治疗方法和心理护理措施，消除患者消极的心理活动，如不安、恐惧、怀疑等，建立积极的心理活动，如愉快情绪、信任、合作等，以改善生理过程，促使患者早日康复。同时，护理人员的态度、言行，都会直接或间接地影响患者病情的发展，要提高护理质量就必须使护理人员通过学习护理心理学成为一名心理治疗工作者。

三、有助于推动护理制度的改革，促进现代护理学的发展

护理工作受一定的医学模式制约。回顾护理学的发展，可以看出护理工作基本上是在生物医学模式的规范之中，实行的是功能制护理。按人体的不同功能进行分工操作护理的制度，渊源于工业上的流水作业分工制，有的负责量体温，有的负责数脉搏，有的负责打针，有的负责送药等。这种做法确实可以节省人力，而且有益于提高某一功能护理质量。

目前倡导的整体护理，就是要求医护人员在临床实践中不仅要看到疾病，注意到功能，而且要把病人视为完整的即身心统一的活生生的人，既注重人的个体差异，还要了解与所患疾病的社会联系。不难看出，这正是新的医学观点向生物医学模式的挑战，是护理科学的巨大发展。随着医学模式的转变，护理人员必须对护理对象做到全面负责，即从生理、心理与社会诸方面进行全面护理。护理心理学作为医学心理学的重要分支，推动着医学模式的转变，并在护理制度的变革中起着更加重要的作用，不断促进现代护理学的发展。护理心理学的发展，必将逐步使生理护理和心理护理融为一体，使护理学成为一门崭新的科学。

本章小结

　　本章主要介绍了护理心理学的概念、研究对象和任务,以及护理心理学经历的萌芽期、形成期和发展期三个阶段,简要阐述了护理心理学的研究方法和研究类型以及学习护理心理学的意义。本章的学习重点为护理心理学的概念、研究对象和任务,以及护理心理学经历的萌芽期、形成期和发展期三个阶段,要求各位同学在学习过程中掌握以上重点内容,熟悉护理心理学的研究方法和研究类型。通过学习护理心理学知识,了解学习意义,不断培养护理专业意识,认识心理护理在整体护理过程的重要作用。

（敖　云）

复习思考题

　　1.护理心理学的概念、研究对象和任务分别是什么?
　　2.请简述护理心理学经历的三个发展阶段。
　　3.通过本章学习,请同学们结合个人了解的心理学和护理学的知识,谈谈心理护理在整体护理过程中的作用。

第二章 普通心理

📖 学习目标

- 掌握记忆的分类和艾宾浩斯遗忘曲线的规律。
- 掌握气质的主要类型及其特征和马斯洛需要层次模式。
- 熟悉心理过程的组成和心理现象的三个发展阶段,以及思维和注意的分类。
- 熟悉情商的概念和内容、智商与情商的关系。

📖 知识点

- 心理现象的三个发展阶段;记忆的分类;艾宾浩斯遗忘曲线的规律;思维和注意的分类。
- 能力、性格、气质与人格的概念;马斯洛的需要层次理论。
- 常见的动机冲突;智商、情商与自我意识的概念,智商与情商的关系;自我意识的培养。

案例导入

2004年2月,一个令人震惊的案件发生在云南某大学。在学生公寓某寝室里的衣柜里,发现4名"多日没露面的"学生的尸体。经警方初步调查,将作案嫌疑人的目标锁定在另外一名失踪学生马加爵身上。后经审讯得知,马加爵杀人的直接动机就是因为他认为这些被害人诬蔑他打牌作弊。

据各方了解,人们得知马加爵从小就是一个众人眼中的好孩子。5岁就懂得体贴父母的辛苦,煮好稀饭盛好等他们回家;初中时曾获全国物理竞赛二等奖;高中阶段曾因迷上武侠小说而成绩下滑,后来仅用半年的时间苦学,学习成绩名列前茅;大学期间,从不开口向父母要钱。用马加爵父母的话来说,这个孩子在家连鸡都不敢杀,怎么会杀死4名同学呢?

马加爵曾表示自己杀人是"一时冲动"。由于他长期在自卑与优越、成功与失落、现实与虚拟、高智商与低情商的矛盾心理中煎熬挣扎,很少得到应有的关爱和有效的心理辅导,其人格就像一块薄冰,哪里经受得起心里困顿的重压!"吃饭时,连你老乡都不愿叫你了"这句话,我们常人听起来太平常不过,但进到马加爵的耳朵里,却产生极不平常的反应。马加爵曾对他的姐姐说:"现在我对你讲一次真心话,我这个人最大的问题就是出在我不知道人生的意义到底是为了什么?在这个问题上我老是钻牛角尖,自己跟自己过不去。"有分析认为,马加爵犯罪的心理问题,是他强烈、压抑的情绪特点和他扭曲的人生观,还有"自我中心"的性格缺陷。当他与别人发生矛盾冲突时,他就随意而轻易地置人于死地。

第一节　心理现象与心理过程

一、心理现象的概念

心理现象是心理活动的表现形式,人类通过各种心理活动来认识和改造客观世界,心理活动以个性心理和心理过程两种形式表现出来。每个人心理活动的过程不尽相同,存在着个体差异,表现出各自的特点和风格。

二、心理现象的发生与发展

心理现象与其他现象一样,都是以从无到有、从低级到高级的规律发生发展的。

(一)心理现象的发生

当物质相互作用时会发生变化,这种特性称为反应性。当无生命的两个物质相互作用时会发生物理和化学变化,称为一般反应性。一般反应性常以物质自身的破坏或改变为结果,是一种简单的、被动的反应。随着生命体的出现,反应性由一般反应性发展到刺激感应性,即生命体对外界刺激作出应答式反应。

(二)心理现象的发展

心理现象的发展经历感觉、知觉、思维萌芽三个阶段,最后发展到人的心理。

(1)感觉阶段:由单细胞生物发展为多细胞生物,感觉阶段是心理发展的最初形式。

(2)知觉阶段:动物进化为脊椎动物,出现中枢与外周神经系统的分化,即有了真正意义的脑。动物的神经从感觉冲动的直接控制过渡到由这种感觉神经的大脑半球新皮层来控制,心理发展由感觉阶段进入到知觉阶段。

(3)思维萌芽阶段:哺乳动物如高等脊椎动物的人猿,已经具有发展的大脑和大脑皮层,大脑半球开始出现沟回,扩大了皮层的表面积,为大脑皮层担负更重要的调节和指挥准备了物质基础。它们对周围环境有了粗浅的感觉和完整的知觉,产生喜怒哀乐等基本情绪,而且能对事物和事物之间的联系能作出完整的反应,初步解决一些问题。

三、心理行为

行为是指有机体的反应系统。人类的生活和工作都由行为来完成。有的行为很简单,包含少数反应成分,如强光刺激下的闭眼行为等;有的行为很复杂,包含了复杂的反应成分,如写字、驾驶汽车等。人的行为与其心理活动密切相关,首先通过支配外部行为的心理活动对信息进行编码、储存、加工、提取等,然后再进一步影响人的行为,例如只有对声、光、味道的感知觉,才能产生对声、光的反应。同一刺激可引起不同反应,不同刺激也可引起相同的反应,这是由于人内心活动不同造成的,只有理解人的内部活动才能理解他的外部行为。

心理支配行为,又是通过行为表现出来的,如一个人的情绪和情感,是通过面部,身体和言语表情表现出来的,因此我们可以通过观察和分析行为来客观的研究人们的心理活动,这种通过外部行为推测内部心理的过程,是心理学研究的基本法则。

四、心理过程

1.心理过程的概念　心理过程是指在客观事物的作用下,心理活动在一定时间内发生、发展的过程。

2.心理过程的组成　心理过程由认知过程、情绪情感过程、意志过程组成,即知、情、意三方面。认知过程是大脑对客观事物的属性特点、运动规律等的反应过程,包括感觉、知觉、记忆、想象、思维等过程。情绪情感过程是指人们在认识客观世界的基础上,会产生喜、怒、忧、思、悲、恐、惊等主观情绪体验,产生满意或不满意、喜欢或不喜欢等态度体验称为情绪或情感。意志过程是指人们能根据对客观事物的认识,自觉地确定行动目的,拟订计划,克服种种困难,努力实现目标的主观能动的心理过程。

第二节　记忆与遗忘

一、记忆

(一)记忆的概念

记忆是过去经验在人脑中的反应。人们感知过的事物、思考过的问题、体验过的情绪、从事过的活动,都会不同程度地被保留在头脑中,在一定条件下能够恢复,这就是记忆。

(二)记忆的分类

1.根据记忆的内容分类,可分为以下四种:

(1)形象记忆:是以感知过程的事物形象为内容的记忆。这种记忆所保持的是事物的具体形象。如对生活中所见过的人、物品、自然景象等形象的记忆,以及对声音、味道和气味的记忆。

(2)逻辑记忆:是以概念、判断、推理等逻辑思维过程为内容的记忆,也可以说是以事物内在的规律性为线索的记忆。如人们对某种概念、公式、定理、规律、原则的记忆就是逻辑记忆。

(3)情绪记忆:是以体验过的某种情绪或情感为内容的记忆。如人们对快乐、悲伤、愤怒、恐惧、憎恨等体验的记忆,以及"一朝被蛇咬终年怕草绳"就是情绪记忆。

(4)运动记忆:是以过去做过的运动或动作为内容的记忆,如游泳、键盘操作等。

2.根据记忆内容保持时间的长短分类,可分为以下三种:

(1)瞬时记忆:又称感觉记忆,当刺激停止后,感觉神经有一个非常短暂的停留,这就是瞬间记忆。其特点为信息保持时间短,为 0.25~2 s;形象鲜明,信息储存量大,但容易消失,感觉到的信息如果进一步受到注意就会进入短时记忆。

(2)短时记忆:又称工作记忆。其特点为信息在头脑中保持时间为 5~20 s,一般不超过1 min,信息储存量有限,信息经过复习可进入长时记忆。

(3)长时记忆:是指信息储存在 1 min 以上乃至终生的记忆,它的信息来源主要是对短时记忆的加工复述。其特点是信息保持时间长,容量大没有限度,信息储存量大。

(三)记忆的基本过程

记忆的基本过程包括识记、保持、再认和回忆三个基本环节。记忆就是对输入的信息进行编码、储存和提取的过程。

1.识记 感知和记住事物的信息,从而积累知识经验的过程。根据有无明确的目的,可将识记分为无意识记和有意识记。

(1)无意识记:又称不随意识记,是指没有明确目的、不需要意志努力的识记,比如日常生活中一件不经意的事情会被人们无意识地记住。

(2)有意识记:又称随意识记,是指有明确目的并运用一定的方法,需要一定的意志努力去识记,比如人们看书、听课都是有意识记。根据有意识记材料的性质以及对材料是否理解,又将其分为机械识记和意义识记。①机械识记:是根据事物的外部联系,主要依靠机械地重复进行的识记,识记材料无内在的联系,或学习者不理解材料的意义,往往采取机械识记,例如识记电话号码;②意义识记:是对材料理解的基础上,根据材料的内在联系进行的识记。实验证明,在识记的速度、全面性、精确性和巩固性等方面,意义识记都比机械识记效果好。

2.保持 是把识记过的事物在头脑中储存、巩固的过程。保持是记忆的中心环节,也是实现再认和回忆的重要保证。能否保持以及保持时间的长短,是记忆力强弱和记忆品质优劣的重要标志。识记过的内容在保持中会发生变化,发生变化的原因主要是受主体原有的知识经验,兴趣爱好、情绪状态、任务要求和创造性等主观因素的影响。

3.再认和回忆(又称再现) 是指人从头脑中提取信息的过程。识记过的事物再度出现时,能把它认出来称再认。过去经历过,但现在不在眼前的事物能在头脑中重现称为回忆。回忆是记忆的高级表现。如考试时,选择题和判断题都是通过再认作答,名词解释、填空题和问答题主要是通过回忆解答。

研究表明,人的记忆周期分为短期记忆和长期记忆两种,第一、二、三个记忆周期分别是5 min、30 min、12 h,这三个记忆周期属于短期记忆的范畴;第四、五、六、七、八个记忆周期分别是 1 天、2 天、4 天、7 天、15 天,是五个比较重要的周期。以上八个周期可以应用于背诵记忆单词,作为一个大的背词的循环的八个复习点,可以最大限度地提高记忆单词的效率。

二、遗忘

(一)遗忘的概念

遗忘是指意识记过的材料在一定的条件下,不能再认和回忆,或者错误地再认和回忆。

可以分为永久性遗忘和暂时遗忘两种。

(二)艾宾浩斯遗忘曲线及其规律

1885 年,德国心理学家艾宾浩斯对遗忘现象做了系统的研究,并绘制出艾宾浩斯遗忘曲线坐标图(图 2.1)。研究结果表明,遗忘的发展进程是不均衡的,在识记后的最初阶段遗忘速度最快,之后逐渐缓慢,稳定在一个水平上,几乎不再有更多的遗忘,从而发现遗忘发展先快后慢的规律。

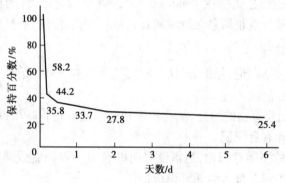

图 2.1　艾宾浩斯遗忘曲线

以上曲线表明:记忆 20 min 后保留了 58.2%,遗忘率为 41.8%;1 h 后材料只保留了 44.2%,遗忘率达到 55.8%;记忆 1 天后材料只保留了 33.7%,遗忘率达到 66.3%;记忆 2 天后材料只保留了 27.8%,遗忘率达到 72.2%;记忆 6 天后材料只保留了 25.4%,遗忘率达到 74.6%;记忆的材料数量越多遗忘越多,且无意义的材料、抽象材料比有意义的材料、形象材料更易遗忘;首位材料比中间材料遗忘得少;对记忆材料加工得越多、越细,理解得越充分,遗忘得就越少;识记刚好能够达到正确回忆时仍然继续学习便成为过度学习,过度学习的程度达到 150% 时遗忘率低,对记忆最为适宜。

第三节　思维、想象与注意

一、思维

(一)思维的概念和特征

思维是指人脑对客观事物简介的概括和间接的反应。它表现在两个方面,一是对一类事物的共同的、本质特征的反映;二是对事物内在的联系和规律的反映。

思维具有间接性和概括性两大特征。思维的间接性是指人脑对客观事物的反映不是直接的,而是人们借助于其他事物或已有的经验为媒介来认识那些没有被直接感知或不可能被直接感知的事物。例如,中医师通过望、闻、问、切四诊和医疗器械的检查,收集与疾病有关的各种数据,为患者诊断病情,这就是思维的间接性的表现。思维的概括性是指在大量感性材料的基础上,把一类事物的共同的、本质的特征和事物的内在联系和规律抽取出来加以概括。

（二）思维的分类

1.根据思维水平及凭借物的不同,可将思维分为直观动作思维、具体形象思维和抽象逻辑思维三种。

（1）直观动作思维:是指伴随实际动作进行的思维活动,主要解决操作性问题,方式为一边动手操作一边思考,如护士在进行青霉素皮试液的配制时,运用直观动作思维一边思考操作标准一边完成配制流程。

（2）具体形象思维:是运用已有表象进行的思维活动,解决问题的方式是想象活动,如艺术工作者运用具体形象思维进行艺术构思、塑造艺术形象。

（3）抽象逻辑思维:是运用概念进行的思维活动,主要解决理论性问题,方式为运用概念进行判断、推理和证明,如护士运用抽象逻辑思维对患者进行护理评估与诊断。

2.根据思维探索目标和答案的方向不同,可将思维分为聚合式思维和发散式思维两种。

（1）聚合式思维:又称求同思维,是指把问题提供的各种信息聚合起来,向同一个方向聚集,得出一个确定的、最佳的答案。具有单向性、范围性和条理性的特点。

（2）发散式思维:又称求异思维,是指根据已有的信息,从不同的角度、不同的方向思考,寻求多样性答案的一种展开性思维方式。具有多向性、灵活性和新颖性的特点。

3.根据思维的创造程度不同,可将思维分为习惯性思维和创造性思维两种。

（1）习惯性思维:又称思维定势,是利用已经习惯的方法来解决类似问题发热思维,表现出思维方式的一种惯性,致使人们不敢想、不敢改、不愿改,墨守成规,大大阻碍了新事物的产生和发展。

（2）创造性思维:是一种具有开创意义的思维活动,即开拓人类认识新领域,开创人类认识新成果的思维活动。创造性思维是以感知、记忆、思考、联想、理解等能力为基础,以综合性、探索性和求新性为特征的高级心理活动,需要人们付出艰苦的脑力劳动。

（三）问题解决

问题解决是思维活动的目的之一,我们主要探讨问题解决的程序和影响问题解决的心理因素有两个方面的内容。

1.问题解决的程序

（1）提出问题:解决问题必须首先发现问题,提出问题。矛盾是普遍存在的,在社会实践、生产实践和科学实验中存在各种各样的问题,在生活中要学会观察事物、发现问题。

（2）分析问题:在发现问题之后,要找到问题的核心与关键,抓住主要矛盾的过程。

（3）提出假设:是提出解决问题的方案、策略,确定解决问题的原则、方法和途径的过程。

（4）检验假设:解决问题的最后步骤,检验假设的正确性要经过科学实验或社会实践来证明。如果在实验或实践中获得了成功,问题得到了解决,就证明假设是正确的。

2.影响问题解决的心理因素

（1）心理定势:又称心向,是指人在进行心理操作活动的准备状态或行为倾向,通常是意识不到的。心理定势表现在不同的方面:运动定势指个人从事某种运动反应的准备状态,注意定势指观察者准备接受特定信息的状态;知觉定势指人们按照期望和背景而不是按照实际物理刺激去感知刺激,问题解决定势指心理定势对思维活动的影响。

(2)功能固着:是指人们把某种功能赋予某种物体的倾向,认定原有的行为就不会再去考虑其他方面的作用。功能固着的产生原因包括心理因素和行为习惯两个方面。功能固着对于我们创造性地解决问题有消极影响,因此应该采用各种方法消除负面影响。

(3)迁移:是指已经获得的知识、技能,甚至方法和态度对学习新知识、新技能的影响。这种积极的影响叫正迁移,消极的影响叫负迁移或干扰。迁移首先是使习得的经验得以概括化、系统化,形成一种稳定的整合的心理结构,从而更好地调节人的行为,并能动地作用于客观世界。迁移是向能力转化的关键。能力的形成一方面依赖于知识、技能的掌握,另一方面也依赖于所掌握知识和技能的不断概括化、系统化。

(4)知觉限制:是指人们在解决问题时,常会出现因问题知觉的表象特征而影响问题解决的心理情况。

二、想象

(一)想象的概念

想象是人脑对已有的表象进行加工改造而形成新形象的过程。表象是指感知过的事物不在眼前时头脑中再现出来的形象。想象是在表象的基础上形成的。

(二)想象的分类

1.无意想象 是指没有预定目的、不自觉地进行的想象,是在某种刺激作用下不由自主地产生的想象,也是最简单、最初级的想象。

2.有意想象 是指有一定的目的、自觉地进行的想象。多数情况下人们进行的想象活动都是有意想象。有意想象,可根据内容的新颖性和创造性不同,分为再造想象、创造想象和幻想三种。

(1)再造想象:根据词语描绘或图形描绘,在头脑中形成的过程。例如,头脑中关于小说里的人物形象。

(2)创造想象:不依据现成的描述而在头脑中独立地创造出新形象的过程。创造想象是一个人创造性地对平常性的材料进行不平常的综合,具有首创性、独特性和新颖性的特点。例如,作家和艺术家的创作与构思。

(3)幻想:是指一种与生活愿望相结合并指向未来的想象,符合事物发展的客观规律并可能实现的幻想成为理想,不符合事物发展的客观规律不可能实现的幻想成为空想。

三、注意

(一)注意的概念

注意是心理活动对一定对象的指向和集中。指向性和集中性是注意的两个特点:指向性是指心理活动有选择地反映某个对象,同时离开其他对象;集中性是指在选择对象的同时,将心理活动稳定地维持在所选择的对象上,使被反映的对象更清晰和更完善。当人们的注意集中于某一事物或活动时,经常会出现对无关事物"视而不见""听而不闻"等现象。

(二)注意的分类

根据注意时有无目的性和意志努力的程度,可把注意分为以下三种。

1.无意注意　指事先没有预定目的,也无须意志努力的注意。无意注意往往是在周围环境发生变化时由刺激物的直接作用而产生的。例如,安静的自习教室突然有人推门而入,大家会不约而同地抬头张望。

2.有意注意　指有预定目的,又需做出意志努力的注意。例如,学生听课、科学家做实验等。长时间的有意注意会使人感到疲劳,而使注意力分散。

3.有意后注意　指有预定目的,但不需要意志努力的注意。有意后注意是有意注意在一定条件下转化而来的。例如,初学织毛衣的人们,最初由于生疏需要保持有意注意,但经过一段时间后,技术高度熟练,可以边看电视边织毛衣,这时有意注意就转化为有意后注意。有意后注意是一种高级类型的注意,具有高度的稳定性,对完成长期任务有积极意义。

(三)注意的品质

1.注意的广度　又叫注意的范围,是指在一瞬间能清晰把握的对象的数量。能够清晰地注意到或知觉到的对象的数量多,就是注意广度大,反之注意广度小。

2.注意的稳定性　又叫注意的持久性,是指在较长的时间内,把注意保持在某一对象或某一活动上的能力。例如,医生连续几个小时全神贯注地做手术是注意稳定性的表现。

3.注意的分配　在同一时间内进行两种或两种以上活动的能力。护士在给病人进行疾病护理时,既要进行操作,又要观察病人的表现,等等。

4.注意的转移　指有目的地根据需要主动地把注意从一个对象或活动转到另一个对象或活动上。比如,门诊医生在给一个病人诊治结束后,要将注意力集中到下一个病人身上。注意的转移不同于注意的分散或者分心。前者是有意识地根据人物的需要把注意从一个对象转移到另一个对象上;后者是在需要注意稳定时,受到无关刺激的干扰,注意中心离开了注意需要注意的对象,如有的学生上课走神、开小差,这是注意的一种障碍或缺陷。

第四节　能力、性格、气质与人格

一、能力

(一)能力的概念

能力是人顺利完成某种活动所必备的心理特征。能力是在生活实践中逐渐形成并发展起来的。许多社会活动是复杂多样的,往往需要多种能力的结合才能顺利完成。

(二)能力的分类

1.一般能力和特殊能力　一般能力是指个体顺利完成各种活动所必备的基本能力,也就是一般所说的智力。例如,记忆力、观察力、思维力、想象力。

2.模仿能力和创造能力　模仿能力是指人们通过观察别人的行为活动来学习各种知识,然后以相同的方式作出反应的能力。模仿是动物和人类的一种重要的学习能力。例如,子女模仿父母的说话、表情。创造能力是指产生新的思想,发现或创造新的事物的能力。一个具有创造力的人往往能超脱具体的知觉情景、思维定势、传统观念和习惯势力的束缚,在习以为常的事物和现象中发现新的联系,提出新的思想,创造新的事物。例如,我国的四大发明。

(三)能力的个体差异

1.能力的类型差异　人的能力可以在感知觉、表象、记忆、言语、思维等方面来表现出一定的差异。在每个人的智力结构中由于先天因素的差异,再加上环境、教育、实践活动以及年龄等诸多因素的影响,从而形成了人与人之间能力上的差异。比如,我们常常看到有的人善于观察,有的人善于思考,有的人善于求同思维,有的人善于求异思维。能力类型的差异并不标志能力的高低,只说明能力发展的倾向性不同。

2.能力发展水平的异常　各种能力的形成都有发展水平上的差异。比如,智力的发展在整个人群中呈常态分布,即两头小、中间大。这说明非常优秀与智力缺陷者都处于两端,人数很少;而绝大多数人处于中间的不同层次水平上。在相同条件下,如果一个人在某种活动中表现出比别人高的成就,表明其有较高的能力;与之相反,一些人的活动效果不好,一般表明其相应方面的能力较低。

3.能力表现的年龄差异　主要指能力形成的早晚差异。人在幼小的时候就表现出优异的智慧,智商达130以上,称为超常儿童。比如,古代传说中的神童,像曹植7岁能作诗,王勃10岁能作赋,高斯3岁能纠正父亲计算中的错误。但也有的人能力表现较晚,被称为大器晚成,如齐白石四十多岁的时候才表现出绘画的才能。不论是人才早就还是大器晚成,他们毕竟都是少数人,一般人的智力得以充分表现大都在20~40岁。

(四)影响能力形成与发展的因素

1.遗传素质　也就是先天素质,指人与生俱来的某些解剖和生理上的特点,如感觉器官、运动器官、神经系统,特别是大脑的结构和功能特点。

2.环境因素　后天的生活环境是能力形成和发展的关键。

3.教育作用　教育对能力的发展起主导作用。

4.社会实践　先天素质、环境及教育对个人能力发展的作用,必须通过社会实践活动来实现。

5.主观努力　如果缺少主观努力和勤奋,即使上述诸因素具有良好的优势,也无法使能力得以顺利发展并取得成就。"天才在于勤奋",同时,勤奋还能弥补某些能力的不足,而使素质平平的人作出惊人的创举,通常所说"笨鸟先飞、勤能补拙"就是这个道理。

(五)霍华德·加德纳的"多元智能理论"

1983年,哈佛大学教授霍华德·加德纳博士在学校进行推进教育的研究项目《零点项目》时,提出了"多元智能理论",认为人类的智力主要包括以下八种。

1.逻辑数学智力　包括运算和推理等科学或者数学的一般能力,以及通过数理运算和逻辑推理等辨别逻辑或者数字模式的特殊能力、处理较长推理的能力。这种智力多见于侦探、律师、工程师、科学家和数学家等职业。

2.语言智力　主要是指听、说、读、写的能力,表现为个人能够顺利而高效地利用语言描述事件,表达思想并与人交流的能力,以及对声音、韵律、单词的意义和语言不同功用的敏感能力。这种智力多见于记者、作家、演讲家和政治领袖等。

3.音乐智力 主要是指谱写歌曲和器乐演奏的能力,包括感受、辨别、记忆、改变和表达音乐的能力,表现为个人对音乐包括节奏、音调、音色和旋律的敏感以及通过作曲、演奏和歌唱等表达音乐的能力和对音乐表现形式的欣赏。这种智力多见于作曲家、指挥家、歌唱家、演奏家、乐器制造者等。

4.空间智力 主要是指准确感受视觉—空间世界的能力,包括感受、辨别、记忆、变物体的空间关系,并借此表达思想和情感的能力,表现为对线条、形状、结构、色彩和空间关系的敏感以及通过平面图形和立体造型将它们表现出来的能力。这种智力多见于画家、雕刻家、建筑师、航海家、军事战略家等。

5.身体运动智力 主要是指控制自己身体运动和技术性地处理目标的能力,表现为能够较好地控制自己的身体,对事件能够做出恰当的身体反应以及善于利用身体语言来表达自己的思想和情感的能力。这种智力多见于运动员、舞蹈家、外科医生和发明家等。

6.人际关系智力 主要是指与人相处和交往的能力,表现为觉察体验他人情绪、情感、气质、意图和需求的能力并据此做出适宜反应的能力。这种智力多见于教师、律师、推销员、公关人员、管理者和政治家等。

7.内省智力 主要是指认识、洞察和反省自身的能力,表现为能够正确地意识和评价自身的情绪、动机、欲望、个性、意志,并在正确的自我意识和自我评价的基础上形成自尊、自律和自制的能力。这种智力多见于哲学家、小说家、律师等。

8.自然智力 主要是指认识动物、植物和自然环境其他部分的能力,多见于猎人、植物学家和解剖学家等。

二、性格

(一)性格的概念

性格是个体对客观现实稳定的态度以及与之相适应的习惯化的行为方式。性格是人格的核心部分,人的性格是在个体的社会实践活动中形成和发展起来的。一个人的性格不仅表现在他做什么,而且表现在他怎么做。比如,有的人工作勤恳认真,有的人则敷衍了事。当然,也不是任何一种行为方式都可以表明一个人的性格,只有习惯化了的行为方式,才能表明其性格特征。

(二)性格的特征

1.性格的态度特征 是指人在对客观现实的稳固态度方面所表现的个体差异。性格态度特征主要有三种:一是对社会、集体和他人的态度特征,例如,诚实、正直、有礼貌或者虚伪、粗鲁等;二是对学习、工作、劳动和劳动产品的态度特征,例如,有责任心或不负责任、勤奋或懒惰等;三是对自己态度的性格特征,例如,自信或自卑、谦虚或骄傲等。这三种态度特征相互关联,彼此影响。

2.性格的理智特征 是指人在认识过程中的性格特征,主要指人在感知、记忆、想象和思维等认识过程中表现出来的认知特点和风格的个体差异。

3.性格的情绪特征 是指人在情绪活动的强度、稳定性和持久性以及主导心境等方面表现出来的个体差异。

4.性格的意志特征 是指人在对自己的自觉调节方式和调节水平方面的性格特征。在行为目的明确程度方面,有的人具有明确的目的性,有的人则易受他人的暗示。在对行为的自觉控制水平方面,有的人具有主动性或者自制力强,有的人具有依从性或者容易冲动。

(三)性格的类型

1.按心理活动的倾向性分型

(1)外倾性:性格开朗、活泼、热情、自信、适应能力强等。

(2)内倾型:注重内心活动、好沉思、善内省、孤僻寡言、缺乏自信、反应缓慢。

2.按心理过程的特点分型

(1)理智型:做一切事情都以理智支配和调节言行。

(2)情绪型:个体的言行都受到情绪的控制和支配,情绪反应明显,体验深刻。

(3)意志型:有非常明确的行动目标和较强的自制力,行为主动而且坚定。

3.按个体对身心疾病的易罹患性分型

(1)A 型行为类型:争强好胜、有时间紧迫感、行为急促、有强烈的竞争意识、抱负过高、易激怒等,这种类型是易罹患冠心病、高血压等心身疾病的性格特征。

(2)B 型行为类型:悠闲自得、随遇而安、行为迟缓、说话声低等,这种类型是不易罹患冠心病、高血压等心身疾病的性格特征。

(3)C 型行为类型:过度压抑、忍耐、缺乏自信,对焦虑、忧郁、绝望等复兴情绪体验过多,这种类型是易罹患癌症的性格特征。

(四)良好性格的培养

1.树立正确的“三观” 人的性格归根结底还是受到“三观”(世界观、人生观、价值观)的制约和调节。世界观是人对事物的总的根本看法;人生观是对人生的意义、社会责任、生活态度、行为原则的基本观点;价值观是人对事物价值性的评价标准。“三观”影响着人对事物的态度级行为方式,是个人行为的调节器,决定行为的发展方向。

2.正确分析自己的性格特征 人贵有自知之明,对自己的性格特征要有正确的认识和科学的分析、评价,充分了解自己性格中的积极方面和消极方面,以及哪些性格特征需要继续保持与强化,哪些性格特征需要优化和矫正,并在现实生活中不断调整和完善自己,逐渐形成良好性格。

3.积极塑造良好性格 在塑造良好的性格和过程中,注意做到以下几点:一是保持心境开朗,学会有意识地控制和调节自己的情绪,建立积极正常的情绪生活;二是加强意志锻炼,有意识地、主动地控制自己的外在不良行为,培养对挫折的耐受力,在挫折面前既不盲目冲动也不消极低沉;三是培养良好的生活习惯和行为习惯,习惯化的行为方式会构成不同个体在性格中的不同特征,有良好的生活习惯和行为习惯,才会有良好的性格,比如卫生整洁的习惯、有条理有秩序的习惯等;四是提高思维能力,培养独立分析和解决各种问题的能力,培养良好的思维品质。

4.不断矫正自我性格弱点 每个人的性格都不是完美的,但要敢于面对自我,对缺点不文过饰非,善于矫正自己性格中消极的方面,不断进取,有所为有所不为,以积极的心态克服性格中的弱点,使自我得到健康的发展。

三、气质

(一)气质的概念

气质是表现在心理活动的强度、速度、灵活性与指向性等方面的一种稳定的心理特征,即我们平时所说的脾气、秉性或性情。它与人的生物学素质有关。

(二)气质的类型

气质的类型有体液学说、血型学说、高级神经活动学说和激素学说,以及如今较为流行的九型人格学说、乐嘉的性格色彩学等。此处重点介绍古希腊著名医生希波克拉底的体液学说,他认为人体内有血液、黏液、黄胆汁和黑胆汁四种体液,哪种体液占优势就表现出哪种气质特征,并提出胆汁质、多血质、黏液质和抑郁质四种气质类型,生理活动特性和具体表现如下。

1.胆汁质　胆汁质的人反应速度快,具有较高的反应性与主动性。这类人情感和行为动作产生得迅速而且强烈,有极明显的外部表现;性情开朗,热情,坦率,但脾气暴躁,好争论;情感易于冲动但不持久;精力旺盛,经常以极大的热情从事工作,但有时缺乏耐心;思维具有一定的灵活性,但对问题的理解具有粗枝大叶、不求甚解的倾向;意志坚强,果断勇敢,注意稳定而集中但难于转移;行动利落而又敏捷,说话速度快且声音洪亮。

2.多血质　多血质的人行动具有很高的反应性。这类人情感和行为动作发生得很快,变化得也快,但较为温和;易于产生情感,但体验不深,善于结交朋友,容易适应新的环境;语言具有表达力和感染力,姿态活泼,表情生动,有明显的外倾性特点;机智灵敏,思维灵活,但常表现出对问题不求甚解;注意与兴趣易于转移,不稳定;在意志力方面缺乏忍耐性,毅力不强。

3.黏液质　黏液质的人反应性低。情感和行为动作进行得迟缓、稳定,缺乏灵活性;这类人情绪不易发生,也不易外露,很少产生激情,遇到不愉快的事也不动声色;注意稳定、持久,但难于转移;思维灵活性较差,但比较细致,喜欢沉思;在意志力方面具有耐性,对自己的行为有较大的自制力;态度持重,好沉默寡言,办事谨慎细致,从不鲁莽,但对新的工作较难适应,行为和情绪都表现出内倾性,可塑性差。

4.抑郁质　抑郁质的人有较高的感受性。这类人情感和行为动作进行得都相当缓慢,柔弱;情感容易产生,而且体验相当深刻,隐晦而不外露,易多愁善感;往往富于想象,聪明且观察力敏锐,善于观察他人观察不到的细微事物,敏感性高,思维深刻;在意志方面常表现出胆小怕事、优柔寡断,受到挫折后常心神不安,但对力所能及的工作表现出坚忍的精神;不善交往,较为孤僻,具有明显的内倾性。

(三)气质的意义

气质是重要的个性心理特征,它不仅与人的其他生理现象有密切的关系,还在个体活动发挥着十分重要的作用。了解气质,对护理工作者来说具有较强的理论意义,也对其社会实践活动具有重要的现实意义。

1.气质类型不决定人的智力水平和社会价值　各种气质都有其积极的特点和消极的特点,气质类型本身并无好坏之分。再者,气质并不决定一个人的道德品质、智力水平和社会价值。

2.气质与临床护理工作　护理工作者在临床护理工作中,可以观察病人的表现,分析归纳病人的气质类型,有针对性地采取护理措施。例如,对于同样疾病痛苦,胆汁质者可能无所谓,多血质者可能面部表情非常丰富,黏液质者可能忍耐无声,而抑郁质者则可能叫苦不迭、焦虑不安,护士应该根据他们不同的气质特点因人施护。

3.气质与健康　气质并无好坏之分,但每种气质都有有利或不利于身体健康的一面,如孤僻、忧郁、情绪不稳定、易冲动等都不利于身心健康,而且是某些疾病的易感因素。

4.气质与教育　气质包含积极和消极两个方面,教育工作者可以根据不同学生的气质类型和性格特点,因人而异,因材施教,采取不同的教育和管理方法,扬长避短,引导、促进学生成人成才成功。

四、人格

(一)人格的概念

"人格"一词是从拉丁文演变来的,拉丁文的原意是指希腊戏剧中演员戴的面具。面具随人物的不同而变换,体现了角色的特点和人物性格,就如同我国戏剧中的脸谱一样。心理学沿用面具的含义,转移为人格。其中包含了两个意思:一是指一个人在人生舞台上所表现出来的种种言行,即遵从社会文化习俗的要求而作出的反应;二是指一个人由于某种原因不愿展现的人格部分,即面具后的真实自我,这是人格的内在特征。心理学家从不同角度对人格概念有着不同的论述,综合各家的看法,可以将人格的概念界定为:人格是指一个人整体的精神面貌,是具有一定倾向性的和比较稳定的心理特征的总和。

(二)人格的基本特征

1.整体性　一个现实的人具有多种心理成分和特质,如才智、情绪、愿望、价值观和习惯等,但它们并不是孤立存在的,而是密切联系并整合成为一个有机组织。一个现实的人的行为,不仅是某个特定部分运作的结果,而且总是与其他部分紧密联系、协调一致进行活动的结果。一个正常人的心理是多样性的统一,是有机的整体。

2.稳定性　人格的稳定性表现为两个方面:一是人格的跨时间的持续性。在人生的不同时期,人格持续性首先表现为自我的持久性。每个人的自我,在世界上不会存在于其他地方,也不会变成其他东西。虽然未来不能决定现在,但自我对未来的洞察力能决定现在的我,这就是自我的持续性。二是人格的跨情境一致性。所谓人格特征是指一个人经常表现出来的稳定的心理与行为特征,那些暂时的、偶尔表现出来的行为则不属于人格特征。一个外向的学生不仅在学校里善于交往,喜欢结识朋友,在校外也喜欢交际,喜欢聚会,虽然他偶尔也会表现出安静,与他人保持一定距离。

人格的稳定性并不排除其发展和变化,并不意味着人格是一成不变的。人格变化有两种情况:一是人格特征随着年龄增长,表现方式也有所不同,特性以不同行为方式表现出来,内在秉性的持续性是有其年龄特点的。如同是特质焦虑,在少年时代表现为对即将参加的考试或即将考入的新学校心神不定,忧心忡忡;在成年时表现为对即将从事的一项新工作忧虑烦恼,缺乏信心;在老年时则表现为对死亡的极度恐惧。二是对个人有重大影响的环境因素和机体因素,如严重疾病等,都有可能造成人格的某些特征,如自我观念、价值观、信仰等的改变。

3.独特性　人格的独特性是指人与人之间的心理与行为是各不相同的。由于人格结构组合的多样性,使每个人的人格都有其自己的特点。在日常生活中,我们随时随地都可以观察到每个人的行动都异于他人,每个人都各有其需要、爱好、认知方式、情绪、意志和价值观。我们强调人格的独特性,并不排除人们之间在心理与行为上的共同性。人类文化造就了人性。同一民族、同一阶层、同一群体的人们具有相似的人格特征。文化人类学家把同一种文化陶冶出的共同的人格特征称为群体人格或众数人格。

4.社会性　人格的社会性是指社会化把人这样的动物变成社会的成员。人格是社会的人所特有的,是在个体的遗传和生物基础上形成的,受个体生物特性的制约。从这个意义上也可以说,人格是个体的自然性和社会性的综合。但是人的本质并不是所有属性相加的混合物,或者是几种属性相加的混合物。构成人的本质的东西,是那种为人所特有的,失去了他人就不能称其为人的因素,而这种因素就是人的社会性。其实,即使是人的生物性需要和本能,也是受人的社会性制约的。例如,人满足食物需要的内容和方式是受具体的社会历史条件制约的。

(三)健康人格

心理学家阿尔伯特毕生致力于研究正常、健康的人,他认为,如果一个人的自我同一性发展得很好,这个人就能获得心理上的成熟,他就是心理健康的人。他认为,一个成熟的人所具有的健康人格有以下七种特质:

1.具有持续的扩展自我的能力。

2.具有爱与同情的能力。

3.具备安全感并能自我接纳。

4.具有客观感知现实的能力。

5.具有客观认识自我的能力。

6.以问题为中心并发展出问题解决技术。

7.具备统一的人生哲学。

第五节　需要、动机与兴趣

一、需要

(一)需要的概念

需要是指个体对自身生存和发展所必备条件的渴望和欲求。人的需要是生理和社会的客观需求在大脑中的反映。人的一切行为活动都是为满足需要而发生的,一些需要满足了,新的需要便会自然产生,一旦需要消失,生命亦即终结了。

(二)需要的分类

1.自然需要与社会需要　自然需要也称生物学需要或生理需要。生理需要是人和动物共有的最基本的需要,如进食、饮水、休息、睡眠、排泄等。他们是保护和维持有机体生存和繁衍种族所必需的。如果正常的生理需要得不到满足,将严重影响个体的身心健康。社会需要并非与生俱来,是人类在社会环境中发展起来的。例如,对社会交往、劳动生产、文化学习以及对道德规范的需要等,都是社会需要。这些需要反映了人类社会的要求,对维系人类社会生活、推动社会进步有重要的作用。

2.物质需要与精神需要 物质需要是个体对生存和发展所必需的物质生活的需要,既包括对自然界的需要,又包括对社会文化产品的需要。物质需要既有自然需要的内容,也有社会需要的内容。如对服装的需要中既有满足人们御寒、防晒等自然需要的内容,也有满足人们自尊、追求美的社会需要的内容。精神需要是个体对生存和发展所必需的精神生活的需要,如劳动、交往、审美、道德、创造等的需要。随着社会的进步和社会生产力的发展,人类所特有的精神需要不断发展。

3.需要的层次理论 需要层次理论是由美国心理学家马斯洛提出的,他认为人的发展的一个简单原则就是满足每个层次的需要。他将人类的需要按其发展顺序级层次高低分五个层次。

(1)生理的需要:主要是指人对事物、水分、空气、睡眠、性的需要等。在人的所有需要中生理需要是最重要也是最有力量的,当一个人被生理需要所支配时,其他的需要就会处于次要地位。

(2)安全的需要:表现为人们要求稳定、安全、受到保护、有秩序,能免除恐惧和焦虑等。例如,人们希望得到一份较安定的职业,愿意参加各种保险,这些都表现了他们的安全需要。

(3)归属和爱的需要:一个人要求与其他人建立感情的联系或关系,如结交朋友、追求爱情、参加一个团体并在其中获得某种地位等。这就是归属和爱的需要。

(4)尊重的需要:包括自尊和受到别人的尊重。自尊需要的满足会使人相信自己的力量和价值,使他在生活中变得更有能力,更富有创造性。相反,缺乏自尊会使人感到自卑,没有足够的信心去克服所面临的困难。

(5)自我实现的需要:人们追求实现自己的能力或潜能,并使之完善化。在人生道路上自我实现的形式是不一样的,一个高职和中职班的学生,他们都有机会去完善自己的能力,满足自我实现的需要。

马斯洛认为,人类的各种需要虽然有层次高低之分,但它们是彼此关联的,一般情况下,只有当低层次的需要得到一定的满足后,才会有动力促使较高层次需要的产生,若较低层次的需要一直处于不满足的状态,较高层次的需要就不容易产生。当需要发展到较高层次时,低层次的需要并不消失,只是对人们活动的影响减少而已。

马斯洛还认为,人同时可能有多种需要并存,其中优势需要起主导作用,是个体行为积极性的推动力。他还提出,不同年龄阶段需要的主题是不同的。例如,婴儿期主要是生理的需要占优势,而后这种需要逐渐减弱,安全的需要、归属与爱的需要开始占优势。因此,从需要的发展来看,它又是一个波浪式的过程。

二、动机

(一)动机的概念

动机是指能引起、维持一个人的行动,并将该行动导向某一目标,以满足个体某种需要的意念活动。动机是一种内在动力,或称内驱力。

(二)动机的作用

1.激活功能　动机具有发动行为的作用,能推动个体生产某种活动,使个体由静止状态转向活动状态。

2.指向功能　动机不仅能激发行为,而且能将行为指向一定的对象或目标。

3.维持和调整功能　动机具有维持功能,表现为对行为的坚持性上。当动机激发个体的某种活动后,这种活动能否坚持下去,同样要受动机的调节和支配。如果活动指向个体追求的目标,其动机就会强化,这种活动就能坚持下去,如果活动偏离了追求的目标,起动机就得不到强化,这种活动就会减弱或停止。

(三)动机冲突

在现实生活中,忧郁人们有多种需要,于是就会形成多种动机。当几种动机在最终目标上相互矛盾或相互对立时,这些动机就会产生冲突。如果几种相互对立的动机在强度上差异较大,强度较大的动机必然成为优势动机,这时个体易做选择。如果几种相互对立的动机在强度上差异较小,这时个体在选择时就会难以取舍,从而产生互相矛盾的心理状态,即形成动机冲突。通常,动机冲突是专指这种较为明显的两种动机之间的冲突。常见的动机冲突有以下三种。

1.双趋冲突　两个目标对个体具有相同的吸引力,形成强度相似的两个动机,但由于条件限制,只能选择其中之一而要放弃另一个目标引起的冲突,既造成"鱼和熊掌不可兼得"的难于取舍的矛盾心理状态。

2.双避冲突　两个事物同时对个体形成威胁,产生同等强度的避难动机,但迫于环境和条件,只能接受一个才能避开另一个,这种选择时的心理冲突称为双避冲突。如畏首畏尾、前怕狼后怕虎。

3.趋避冲突　指某一事物对个体的需要就有利与弊的双重意义时,会使人产生截然相反的动机。一方面是好而趋之,一方面又恶而避之,即"想吃鱼又怕腥"。

三、兴趣

(一)兴趣的概念

兴趣是个体对一定事物所持有的稳定而积极的态度倾向。它表现为个体对某事物或从事某种活动的选择性态度和积极的情绪反应。

兴趣是在需要的基础上,在活动中发生、发展起来的。需要的对象也就是兴趣的对象,正是由于人们对于某些事物产生了需要,才会对这些事物发生兴趣。它能对个体的活动产生极大的推动力,从而促使个体为满足其对客观事物的需要或实现自己的目标而积极努力。

(二)兴趣的特点

1.兴趣的广度　是指兴趣范围的大小。兴趣广泛的人对新生事物比较敏感,常以积极的态度去学习钻研,从而大大丰富了自己的知识,锻炼发展了自身的能力。兴趣狭窄的人,不但影响其人格的全面发展,而且也因生活内容贫乏而深感空虚。

2.兴趣的深度　是指兴趣的浓厚程度,人不可能对所有的事物都抱有同样的兴趣,大多是对某一些或某一件事情感兴趣,但又都浅尝辄止,博而不专,就很难有所建树。如果一个人既兴趣广泛,又有明确的中心兴趣,其他兴趣在中心兴趣的支配下就能发挥积极的作用,使之又博又专,才有可能在某个方面取得突出的成就。

3.兴趣的稳定性　兴趣稳定而且能保持长久,才能推动人们去深入的研究他们所感兴趣的事物,从而获得系统而深刻的知识,取得成功。如果兴趣缺乏稳定和持久,朝三暮四,见异思迁,必然是一事无成。

4.兴趣的效能　是指兴趣对活动产生的效果。据此可将兴趣分为积极的和消极的两种。积极的兴趣是指有效能的兴趣,它能使个体积极主动地去满足兴趣,使兴趣成为活动的动力,从而促进个体提高能力、发展人格;消极的兴趣只是限于"心里想"的阶段,不能成为活动的动力因素。

作为一名护理工作者,一方面要以自己的专业为中心兴趣,刻苦钻研业务,才能事业有成,同时积极发展有利于自身素质提高的其他兴趣,丰富自己的精神生活;另一方面,也要重视病人的兴趣,主动引导、激发和培养他们对生活的兴趣感,增强其对未来的信心,这对他们的病程转归是十分有益的。

第六节　智商、情商与自我意识

一、智商

(一)智商的概念

智商(英文简称为 IQ),即智力商数(Intelligence Quotient),又称智慧、智能,是人们认识客观事物并运用知识解决实际问题的能力,包括观察、记忆、想象、分析判断、思维和应变能力等。智力的高低通常用智力商数来表示,用以标示智力发展水平。

(二)智商的分类

1.比率智商　由法国的比奈(Alfred Binet,1857—1911)和他的学生所发明,他根据这套测验的结果,将一般人的平均智商定为 100,根据这套测验,正常人的智商大多为 85～115。比率智商计算公式为

$$IQ = 100 \times MA / CA$$

式中,MA 为心智年龄;CA 为生理年龄。如果某人智龄与实龄相等,他的智商即为 100,标示其智力中等。

2.离差智商

为了准确表达一个智力水平,智力测量专家提出了"离差智商"的概念,离差智商是一种以年龄组为样本计算而得来的标准分数。比如说,两个年龄不同的成年人,一个人的智力测量得分高于同龄组分数的平均值,另一个的测验分数低于同龄组的平均值,那么我们就作出这样的结论:前者的 IQ 比后者高。目前多数智力测量都用 IQ 来表示一个人的智力水平。离差智商计算公式为

$$IQ = 100 + 15Z = 100 + 15(X-M)/S$$

式中,Z 为标准分数;X 为某人在测试中的实得分数;M 为人们在测试中取得的平均分数;S 为该组人群分数的标准差。如果 1 000 名随机测试者在测试中取得的分数的平均值为20,通过计算得到改组人群所得分数的标准差为 4,那么一个分数为 28 的人的智商为100+15×(28−20)/4 = 130。

另外,加拿大脑外科医生阿里拉加扁将人类的智商分为遗传性智商和后天结晶智商两种,他认为婴儿最关键性的时刻就是在出生后的头两年。儿童时期,可以通过改变饮食习惯、营造启发性和刺激感官的环境、增强儿童情商和引导儿童制定目标以启发创意思考"四管齐下"的做法,来增强和提高智商。研究显示,父母经常和孩子沟通,孩子长大后将会比较懂得利用言语来表达自己,也就表现得比较聪明。

(三)智商的测定

1905 年,法国制定出第一个测量智力的量表——比奈-西蒙智力量表,1922 年传入我国,1982 年由北京吴天敏先生修订,共 51 题,主要适合测量小学生和初中生的智力。1916年美国韦克斯勒编制了韦克斯勒成人智力量表(WAIS)、儿童智力量表(WISC)和适用 4～6.5 岁儿童的韦氏幼儿智力量表(WPPSZ),韦氏量表于 20 世纪 80 年代中后期引进我国,经过修订出版了中文版。

我们采用的是美国心理学家韦克斯勒编制的智力量表,由湖南医科大学龚耀先等人修订,制定了中国常模。现在我们可以测查 6～16 岁的儿童和 16 岁以上的成人。通过心理测量可了解自己的智力水平、潜能所在,鉴定交通事故导致智力损伤,为发挥自己的优势,科学填报高考志愿,优生优育等提供科学依据。

1.智商测验项目　包括常识、理解、算术、类同、记忆、字词、图像、积木、排列、拼图和符号分别 11 个测验项目。在现代典型的智力测验中,设定主体人口的平均智商为 100,则根据一定的统计原理,一半人口的智商在 90～110,其中智商在 90～100 和 100～110 的人各占25%。智商在 110～120 的占 14.5%,智商在 120～130 的人占 7%,智商在 130～140 的人占3%,其余 0.5%的人智商在 140 分以上,另有 25%的人智商在 90 分以下。此外,根据我国科学家证实,不同民族、不同性别和不同血型的人的智商,并无明显的先天差异,而且智商并非完全由先天决定,后天的培养同样至关重要。

2.智力超常和智力低下　智力测验问世后,要区别智力的差异就变得容易起来。人们发现智商极高(IQ 在 130 分以上)和智商极低的人(IQ 在 70 分以下)均为少数,智力中等或接近中等(IQ 在 80～120 分)者约占全部人口的 80%。智力超过常态者,称为智力超常,一般认为智商高于 140 属于天才;智力低于常态者,称为智力低常。

3.高智商名人介绍　意大利文艺复兴三杰之一的达·芬奇(1452—1519),思想深邃,学识渊博,是一位多才多艺的画家、雕塑家、发明家、哲学家、音乐家、医学家、地理学家、建筑工程师和军事工程师,是整个欧洲文艺复兴时期最完美的代表。他是一位很全面的天才,智商为 220。他的艺术实践和科学探索精神对后代产生了重大而深远的影响,在诸多领域有所建树。

德国诗人歌德(1749—1832),集画家、物理学家、美学家、政治家和教育家于一身,智商为 210。他 8 岁就能阅读德文、法文、英文、意大利文、拉丁文、希腊文的书籍,14 岁开始写剧本,25 岁仅用了 4 个星期完成了风靡全球的小说《少年维特之烦恼》,用 58 年时间完成德国古典文学推向了高峰的诗剧《浮士德》,此外,他长年担任魏玛宫廷剧院的经理,使魏玛这座小小的公园都城一跃成为当时德国与欧洲的文化中心。

据报道,目前世界上智商最高的人是澳大利亚籍华裔 Terence Tao(中文名为陶哲轩),他的智商为 230,2 岁开始研究数学,9 岁修完《大学数学》课程,13 岁成为最年轻的国际数学奥林匹克金牌获得者,20 岁获得普林斯顿的博士,24 岁被加州大学洛杉矶分校聘为教授,2006年获得"数学界的诺贝尔奖"菲尔兹奖,成为澳大利亚唯一荣获数学最高荣誉"菲尔茨奖"的澳籍华人数学教授。

二、情商

(一)情商的概念

情商(英文简称为 EQ),即情绪商数(Emotional Quotient),又称情绪智力、情绪情感智慧,是指人在情绪、情感、意志和耐受挫折等方面的品质,是理解他人及与他人相处的能力,由两位美国心理学家约翰·梅耶和彼得·萨洛维 1990 年首次提出,1995 年,丹尼尔·戈尔曼出版了《情商:为什么情商比智商更重要》,认为情商主要由自我意识、控制情绪、自我激励、认知他人情绪和处理相互关系五种特征构成,引起全球性的情商研究与讨论,因此被誉为"情商之父"。

传统观念认为一个人能否在一生中取得成就,智力水平是首要的,即智商越高成功的可能性就越大。但当今心理学家们普遍认为,情商水平的高低对一个人能否取得成功也有着重大的影响作用,有时其作用甚至要超过智力水平。人与人之间的情商并无明显先天差异,与后天的培养息息相关。

(二)情商的主要内容

(1)认识自身情绪的能力。因为只有认识自己,才能成为自己生活的主宰。

(2)妥善管理、调控自己情绪的能力。

(3)自我激励走出生命低潮的能力。

(4)认知他人情绪的能力。这是与他人正常交往,建立和谐良好人际关系,实现顺利沟通的基础。

(5)人际关系的管理能力,即领导和管理能力。

(三)高情商人群的特点

人类的正常言行,一般是综合运用大脑的情感部分和逻辑部分,而高情商的人则综合运用大脑的各个部位,特别是大脑皮层部分。高情商的人的典型表现为自动自发、目光远大、情绪控制自如、正确认识自我与良好的人际技巧五个方面的内容。经过心理学家的归纳整理,具体表现为以下几个方面。

(1)为人正直,富于同情心,尊重所有人的人权和人格尊严。

(2)情感生活较丰富但不逾矩,不将自己的价值观强加于他人,无论是独处还是群处均能自得其乐。

(3)有自知之明,悦纳自我,耐挫能力强,能够承受压力,自信而不自满。

(4)人际关系良好,社交能力强,不易陷入恐惧或伤感,善于处理生活中遇到的各方面的问题。

（5）对事业较投入，能够认真对待每一件事情。

专家们还认为，一个人是否具有较高的情商，和童年时期的教育培养有着十分密切的关系。因此，培养情商应从娃娃开始抓起。

三、智商和情商的关系

（一）智商和情商反映着两种性质不同的心理品质

智商是情商的基础，情商是一种特殊的、相对独立的智商，二者各自反映着性质不同的心理品质。

智商主要反映人的认知能力、思维能力、语言能力、观察能力、计算能力、律动能力等。也就是说，智商主要表现人的理性的能力。它可能是大脑皮层主管抽象思维和分析思维的左半球大脑的功能。智商是情商的基础。

情商主要反映一个人感受、理解、运用、表达、控制和调节自己情感的能力，以及处理自己与他人之间的情感关系的能力。情商反映个体把握与处理情感问题的能力。任何情商都必须建立在一定的智商的基础之上，没有基本的智商，就不可能存在任何情商；情商是一种特殊的、相对独立的智商，它是一种对自身行为活动所产生的利益关系的认识能力，可以反映一个人对自身利益、集体利益和社会利益的认识能力。

智商与情商既相互独立，又共同促进。一般来说，智商的提高将有利于情商的提高，情商的提高也将有利于智商的提高。不过，二者毕竟是相对独立的，智商较高的人情商未必高，情商较高的人智商未必高。

（二）智商和情商的形成基础有所不同

智商和情商均与先天遗传因素、后天环境与教育因素有关，但是二者与遗传、环境和教育因素的关系存在区别。智商与遗传因素的关系远大于后天环境与教育因素。据英国《简明不列颠百科全书·智力商数》记载，"根据调查结果，70%～80%智力差异源于遗传基因，20%～30%的智力差异系受到不同的环境影响所致。"情商的形成和发展，先天的因素也是存在的，潘云明主编《情感智商》记载，"人类的基本表情通见于全人类，具有跨文化的一致性。"儿童心理学研究表明，先天盲童由于社会交流的障碍导致的社会化程度的影响，其情感能力相对薄弱。人类童年时代的情感控制能力很弱，以今天的眼光看，很像是患有集体精神病，原始人类喜怒无常，自控能力很差，其情感与文明人的情感存在极大差异。从近代史研究中也可以看到，人的情感容易受到社会环境的影响，人总是有着根深蒂固的从众心理。

（三）智商和情商的作用与功能存在差异

智商的作用主要是更好地认识事物。智商高的人，思维品质优良，学习能力强，认识深度深，容易在某个专业领域作出杰出成就，成为某个领域的专家。调查表明，许多高智商的人成为专家、学者、教授、法官、律师、记者等，在个人研究领域有较高造诣。

情商主要与非理性因素有关，它影响着认识和实践活动的动力。它通过影响人的兴趣、意志、毅力，加强或弱化认识事物的驱动力。智商不高而情商较高的人，学习效率虽然不如高智商者，但有时能比高智商者学习效果更好，更容易取得成功，可以说是"勤能补拙是良训，一分辛苦一才"的实践者。另外，情商是把握和调节自我和他人情感的一种能力，对人际关系的处理有较大关系,其作用主要与社会生活、人际关系、健康状况和婚姻状况有密切关联。情商低的人,人际关系紧张,婚姻容易破裂,领导水平不高;情商高的人,通常有较健康的情绪,有较完满的婚姻和家庭,有良好的人际关系,容易成为某个部门的领导人,具有较高的领导管理能力。

(四)情商的发展为智商的发展确立基本的方向

情商高的人能够充分有效地利用智力资源,使自己的智力朝着能够产生最大效益的方向发展,而不是盲目地、凭一时兴致来发展自己的智力;智商的发展为情商的发展提供智力基础和保证,使自己的情感朝着能够产生最大效益的方向发展。

四、自我意识

(一)自我意识的概念

自我意识是对自我身心活动的觉察,即自己对自我的认识,具体包括认识自己身高、长相和体态等生理状况,能力、性格和气质等心理特征,以及人际关系等方面的认识。

发展心理学研究表明,8个月前的婴儿还没有萌发自我意识;1周岁前后的婴儿显示出主体我的认知;2周岁前后的婴儿期出现人类个体自我意识发展的第一次飞跃,2岁左右的婴儿已经能够意识到自己的独特特征,能从照片、录像中认出自己,运用人称代词"你、我、他"来称呼自己和他人,这表明客体自我意识的出现;3~7岁出现儿童人生发展的第一逆反期;青春发育期进入自我意识发展的第二个飞跃期,由于生理发育的加速和性发育走向成熟,体验着危机感,使他们感到不适应,出现不平衡的感受,促使青少年关注自我的发展和变化。

(二)自我意识的分类

1.自我认识 从意识活动的形式来看,自我意识表现为具有认知的、情绪的和意志的形式,属于认知形式的有自我感觉、自我观察、自我概念、自我印象、自我分析和自我评价等,统称为自我认知。

2.自我体验 属于情绪形式的有自我感受、自爱、自尊、自恃、自卑、自傲、责任感和优越感等,统称为"自我体验",以体验的形式表现出个人对自己是否悦纳的情绪。

3.自我控制 又称自我调节,属于意志形式的有自立、自主、自制、自强、自卫、自信等,可以统称为自我控制。

自我意识的这三种形式联系在一起,凝聚在一起,形成了个人对自己自觉的观念系统。从意识活动的内容来看,自我意识又可以分为生理自我、社会自我和心理自我。

(三)自我意识的特点

1.意识性 指个体对自己以及自己与周围世界的关系有着清晰、明确的理解和自觉的态度,而不是无意识或潜意识。这种自我意识是主体我对客体我的一切主观能动的反映。

2.社会性 自我意识是个体长期社会化的产物。因为它是在社会实践中产生的,且其主要内容是个体社会属性的反映。对自我本质的意识,不是意识到个体的生理特性,而是意识到个体的社会特性,意识到个体的社会角色,意识到个体在一定的社会关系和人际关系中的地位和作用,这是自我意识发展到成熟的重要标志。

3.能动性　自我意识的能动性不仅表现在个体能根据社会或他人的评价、态度和个体实践，以及所反馈的信息，来形成自我意识，还能根据自我意识调控自我心理和行为。

4.同一性　自我意识一般需要经过20多年的发展，直到青年中后期才能形成比较稳定、成熟的自我意识。虽然这种自我意识有可能因个体实践的成败和他人评价的改变而发生变化，但到青年期以后，个体会对自己的基本认识和态度保持同一性。正因为自我意识的同一性，才会使个体表现出前后一致的心理面貌，从而使自己与其他人的个性区别开来。

（四）自我意识的培养

1.正确的自我认知　自知者明，知人者智，人贵有自知之明，全面而正确的自我认知是培养健全的自我意识的基础。自我认知是从多方位建立的，既有自己的认识与评价，也有他人的评价。正确的自我认知在于能够客观、准确地认识和评价自己，了解和认识到自己的优势和不足，生活和工作中能够扬长避短，能够认知自我、悦纳自我、超越自我。我们不妨自己认真仔细地想一想，用尽量多的形容词描述自己，要忠实于自己的内心。在此基础上，进行他人对自我的描述，描述父母眼中的我、同学眼中的我、老师眼中的我、恋人眼中的我、兄弟姐妹眼中的我，再寻找这些描述中共同的品质，将其归类。描述的维度越多，越会找到比较正确的自我。

2.客观的自我评价　一个人必须建立在正确的自我认知基础上，正确的自我悦纳、积极的自我体验、有效的自我控制。自我悦纳是自我意识健康发展的关键所在。悦纳自我首先要接纳自己、喜欢自己、欣赏自己、体会自我的独特性，在此基础上体验价值感、幸福感、愉快感与满足感；其次是理智与客观地对待自己的长处与不足，冷静地看待得与失。在生活中注重自我，自我意识是将注意力集中在自我的一种状态。积极的策略是：关注自己的成功，并将优势积累，因为每个人身上都有着无数的闪光点，重点在于寻找你自己的闪光点并将其构成亮丽的人生风景线。

3.积极的自我提升　提高自我效能感是个体在一定情境下对自我完成某项工作的期望与预期。当人们期望自己成功时，必然会尽自己最大的努力，当面临挑战性任务时，会表现出更强的坚持力，从而增加了成功的可能性。自我效能感高的人一般学业期望较高，也就是说，自我效能感与成就动机呈正相关性。另一条途径是克服自我障碍，我们经常会体验对自己能力程度的焦虑带来的不安全感，这便是一种自我障碍，如考生由于考试前身体不好导致大考未取得好成绩，便是典型的自我障碍，为自己的考学不成功找到了适当的借口。一个渴望自我发展的人必须主动克服自我障碍，进行积极的自我提升与自我尝试。积极的自我，在尝试中会发现自己的新的支点。

4.关注自我成长　自我的发展需要不断的自我反思、自我监控。但将成长作为一条线索贯穿于人的始终时，整理自己成长的轨迹显得尤为重要。依照发展过程，深刻了解与把握自己。要记住：自我体验永远是个体的，当我们在分享他人自我成长的硕果时，也在促进我们自己的成长。

（五）鲁夫特与英格汉的"周哈里窗"

1.开放我　又称公众我，属于自由活动领域，是自我最基本的信息，也是了解自我、评价自我的基本依据。这是自己清楚别人也知道的部分，即当事者清旁观者也清。如性别、外貌、婚否、职业、籍贯、能力、爱好、特长、成就等。开放我的大小,取决于自我心灵开放的程度、个性张扬的力度、人际交往的广度、他人的关注度、开放信息的利害关系等。

2.盲目我　又称背脊我,属于盲目领域,是自己不知道而别人却知道的部分,即当事者迷旁观者清。如有人轻易承诺却转眼即忘,或是不经意的小动作或行为习惯;盲目点可以是一个人的优点或缺点。因为事先不知、不觉,所以当别人告诉自己时,或惊讶、或怀疑、或辩解,特别是听到与自己初衷或想法不相符合的情况时。盲目我的大小与自我观察、自我反省的能力有关,通常内省特质比较强的人,盲点比较少,盲目我比较小。熟悉并指出盲目我,往往也是关爱你、欣赏你、信任你的人。

3.隐藏我　又称隐私我,属于逃避或隐藏领域,是自己知道而别人不知道的部分,与盲目我相反,就是我们常说的隐私、个人秘密,留在心底,不愿意或不能让别人知道的事实或心理。身份、缺点、往事、疾患、痛苦、窃喜、愧疚、尴尬、欲望、意念等均为隐藏我的内容。

相比较而言,心理承受能力强的人,隐忍、自闭、自卑、胆怯、虚荣或虚伪的人,隐藏我会更多一些。适度的内敛和自我隐藏,给自我保留一个私密的心灵空间,避去外界的干扰,是正常的心理需要。没有任何隐私的人,就像住在透明房间里,缺乏自在感与安全感。但是隐藏我太多,开放我就太少,如同筑起一座封闭的心灵城堡,无法与外界进行真实有效的交流与融合,既压抑了自我,也令周围的人感到压抑,容易导致误解和曲解,造成他评和自评的巨大反差,成为人际交往的迷雾与障碍,甚至错失机会。

4.未知我　又称潜在我,属于处女领域,是有待挖掘和发现的未知部分,通常是指一些潜在能力或特性,如一个人经过学习培训后,可能获得的知识与技能,或者特殊才干,也包含弗洛伊德提出的潜意识层面,仿佛隐藏在海水下的冰山,力量巨大却又容易被忽视。对未知我的探索和开发,才能更全面而深入地认识自我、激励自我、发展自我、超越自我。学着尝试一些全新的领域,挖掘潜力,会收获惊喜。

本章小结

本章主要介绍了心理现象与心理过程、记忆与遗忘、思维、想象与注意、能力、性格、气质与人格、需要、动机与兴趣、智商、情商与自我意识等心理学基础知识,同时为了提高广大同学对心理学的学习兴趣,引入了霍华德·加德纳的多元智能理论、马斯洛的需要层次理论、阿尔伯特的健康人格理论、鲁夫特与英格汉的"周哈里窗"理论等内容,要求各位同学在学习过程中,掌握记忆的分类和艾宾浩斯遗忘曲线的规律、气质的主要类型及其特征、马斯洛需要层次模式等重点内容,熟悉心理过程的组成和心理现象的三个发展阶段、思维和注意的分类、情商的概念和内容、智商与情商的关系、自我意识的培养等内容,并能够结合今后护理实践岗位需要,有意识地了解病人的气质类型、智商情商状况等心理品质,因人施护,为患者提供科学、合理、又针对性的心理护理措施。

(萨尔古丽　阿丽米娜·赛里克汗)

复习思考题

1.如何进行记忆分类? 艾宾浩斯遗忘曲线的规律具体有哪些?

2.请说出四种气质的生理活动特性和具体表现。

3.请说出智商、情商的概念,以及二者之间的关系。

4.简述如何有效培养自我意识。

第三章　心理学的基本理论

📖 **学习目标**

- 列举心理学的主要学派及代表人物。
- 熟悉心理学主要理论学派的要点及代表人物。

📖 **知识点**

- 弗洛伊德与精神分析理论学派；华生与行为主义学派；马斯洛、罗杰斯与人本主义学派；莱瑟与认知学派；其他学派。

第一节　第一势力——弗洛伊德与精神分析理论学派

精神分析心理学（Psychoanalytic psychology）是由奥地利精神病医生弗洛伊德（S.Freud，1856—1939）于 19 世纪末 20 世纪初首创。精神分析理论不仅是现代心理学中影响最大的理论之一，也是 20 世纪内影响人类文化最大的理论之一，对哲学、文学以及其他社会科学都产生了重要影响，号称现代心理学的第一势力。弗洛伊德精神分析学说，大致可以概括为以下几个部分：关于心理结构、关于人格结构、关于心理动力、关于心理发展、关于适应问题。

知识拓展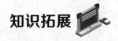

精神分析学派创始人——弗洛伊德

弗洛伊德生于摩拉维亚的弗赖堡，3 岁时全家迁居维也纳。他读书时成绩优异，一直是班长，毕业时不仅德文、希伯来文名列前茅，拉丁文、希腊文、法文、英文和意大利文也成绩突出。1873 年弗洛伊德进入维也纳大学攻读医学，1881 年成为医生，专攻精神病学，不久便开始从事使他后来声名远扬的精神分析研究。

　　1895 年他与布罗伊尔合作发表《歇斯底里研究》，这被看成是弗洛伊德精神分析学处女作。1899 年《梦的解析》出版，弗洛伊德声称他发现了三大真理：梦是无意识欲望和儿时欲望的伪装的满足；俄狄浦斯情节是人类普遍的心理情节；儿童具有性爱意识和动机。1905 年他的《性学三论》发表，这本书探讨了儿童性心理的发展与精神变态机制的联系，真正开始为世人所重视。

一、关于心理结构

　　弗洛伊德认为，人类的心理分为潜意识、前意识和意识三个层次。潜意识是人的心理活动的深层结构，它包括人类的本能及原始冲动。由于潜意识的内容与社会道德准则相悖，所以无法直接得到满足，通常只好被压抑在无意识领域之中。无意识领域中的内容，不是被动、僵死的，而是极其活跃并随时都企图得到满足。前意识是介于无意识和意识之间的一部分，其功能是在意识和无意识之间从事警戒任务，它不允许无意识领域中的本能冲动随便进入意识领域。他如同"海关机构"把守着意识的"国门"，它由一些现实经验所构成。意识则是心理结构的表层，它面向外部世界，是由外在世界中的种种文化内容构成。由于弗洛伊德十分强调深层的无意识对人类心理的作用，所以，人们又把它的理论称作"深层心理学"。

　　如此概括弗洛伊德的精神分析理论，应该说是有根据的。弗洛伊德对人类的整个心理活动就做过如下比喻，他说："潜意识的系统可比作一个大前房，在这个前房内，各种精神兴奋都像许多个体，互相拥挤在一起，和前房相毗连的，有一较小的房间，像一个接待室，意识就留于此。但是这两个房间之间的门口，有一个人站着，负守门之责，对于各种神经兴奋加以考察、检验，对于那些他不赞同的兴奋，就不许他们进入接待室，但是，就是被允许入门的那些兴奋也不一定成为意识的，只要在能够引起意识的注意时，才能成为意识。因此，这第二个房间可称为前意识系统"。

二、关于人格结构

　　弗洛伊德将人格的结构分为"本我""自我"和"超我"三个部分。

　　本我——追求生物本能欲望的满足，是人格结构的基础，是人格中一个永存的成分。在人的一生的精神生活中起着重要的作用。"本我"的活动，遵循"快乐原则"，它要求毫无掩盖与约束地寻找直接的肉体快感，以满足基本的生物需求。如果受阻或被迟误，就会出现烦扰和焦虑。

　　自我——介于本我与超我之间，按着"现实原则"活动。"自我"通过与外界环境的接触，经由后天学习获得特殊的发展。"自我"感知外界刺激，了解周围环境，储存从外界获得的经验，从而具备了应对现实的功能。"自我"的这一功能是基于个体保存的本能，弗洛伊德称他为"自我"本能，它可以对"本我"发挥指导和管理功能。"自我"可以按"现实原则"确定是否应该满足"本我"的各种需求。

　　超我——弗洛伊德把代表良心或道德力量的人格结构部分称为超我，其较大程度上依赖于父母的影响，一旦形成之后，"自我"就要同时协调"本我""超我"和现实等三方面的要求。为此"自我"就成为"本我"与外界关系的调节者，也是"本我"与"超我"之间的调节者。

也就是说,在考虑满足"本我"本能冲动和欲望时,不但要考虑外界环境是否允许,还要考虑"超我"是否认可。

三、关于心理动力

心理动力学是精神分析理论的核心内容。在批判弗洛伊德的"泛性论"时,有一种观点认为弗洛伊德所围的心理动力,只是人的性本能,即"力比多"。其实,这不是弗洛伊德的本意,弗洛伊德曾明确地说过:"我想要最好先请你们注意'力比多'这个名词,力比多和饥饿一样,是一种力量,本能——在这里性是本能,饥饿时则为营养本能——借这个力量以完成其目的"。

力比多是人的性本能,但不是心理发展的唯一动力。本能有二,一是性本能,二是营养本能。作为自我保存的本能——营养本能,也是自我发展的动力。为此,弗洛伊德所说的心理发展动力,是性本能和营养本能的复合体。个体保存和种族延续两种本能同时促进心理发展,这才是弗洛伊德心理动力观点的全部。这一思想,弗洛伊德在他的《神经症通论》中表达得十分清楚,他说:"当精神分析认为心理历程是性本能的一种表示之后,学者都再三愤怒地提出抗议,以为精神生活中除了性的本能和兴趣之外,必定还有它种本能和兴趣。又以为我们不能将一切时间都溯源与性,等等。其实,精神分析从未忘记非性的本能的存在;精神分析本身就建立在性本能和自我本能的严格区别之上,人家无论如何地反对,可是它(指精神分析理论)所坚持的并非神经症起源与性,而是神经症起源于"自我"和性的矛盾。它虽研究性本能在疾病和普遍生活上所占的地位,但他绝没有想去否认自我本能的存在和重要性。"

我们如果再纵向地研究一下弗洛伊德的著作。看一下他一生中在不同学术阶段里对心理动力的解释,我们就会发现,弗洛伊德关于心理动力的观点,的确不是单一的力比多,最低限度也是力比多与自我的冲突或矛盾。特别是他对人类心理健康的理解,更明显地表达了他的这种理念。弗洛伊德在他后期的学术思想里,已经提出意识在心理发展和心理健康中的作用,随着他对临床观察分析的深入,似乎已经倾向于如下的看法:人的一切心理活动可以从本我、自我和超我三者之间的人格动力关系中得以阐明。它的确已经告诉人们,一个人要保持心理正常,要生活得平稳、顺利和有效,就必须维持这三种力量平衡,否则就会导致心理的失常。

四、关于心理发展

弗洛伊德理论的发展观点是动力观点的延伸,即对心理动力的动态描述。弗洛伊德认为,"本我"中的"无意识"冲动和性欲,在个体发展的不同阶段,总要通过身体的不同部位或区域得到满足并获取快感。而在不同部位获取快感的过程,就构成了人格发展的不同阶段。他认为,性心理的个体发展,可分为如下几个阶段(或时期)。

1.口欲期　0~1岁左右,其快乐来源为唇、口、手指头。在长牙以后,快乐来自咬牙。

2.肛欲期　1~2岁,其快乐来源为忍受和排粪便,肌紧张的控制。

3.生殖器期　3~5岁,其快乐来源为生殖部位的刺激和幻想,恋母或恋父。

4.潜伏期　5~12岁,这时儿童不对性感兴趣,不再通过躯体的某一部位而获得快感,而是将兴趣转向外部,去发展各种知识和技能,以便应对环境的需要。

5.生殖期　12 岁以后,性欲逐渐转向异性。这一阶段起于青春期,贯穿于整个成年期。

五、关于适应问题

弗洛伊德认为,人的本能得以实现,必须经过不懈的努力和艰苦的、形式不同的应对。两种本能的应对经历,构成人类的两种基本应对方式。

(一)变相宣泄

因为主要的心理动力——性本能的活动与发展,是在每一个发展阶段上与"自我"不断周旋中进行的,是在自我的监督、控制中度过的,所以,"本我"必然练就一套"应对的功夫",甚至不惜改变存在或表达自己的模式,以求自己得到满足。弗洛伊德在《梦》这一著作中,对这类应对做了详尽的解释。他所谓"影性梦"就是性本能的应对方式之一——变相宣泄。当然,若不能宣泄,就可以形成神经症焦虑。

(二)自我防御

在个体发展中,随时都要维护个体的安全,他对现实中一切危害生命的危险,必须及时给予反应,以尽自己的职守,这类反对是与人的认识能力有关的。对环境的了解程度,可以影响反应的强度,制约着应对的方式。在发现危险信号时,会形成"真实焦虑",这是应对的开端。

弗洛伊德说:"真实焦虑(也可以译为'现实性焦虑')或恐惧对于我们是一种最自然和最合理的事情,可以称之为对于外部危险或意料中的知觉与反应。它和逃避反射相结合,可视为自我保存本能的一种表现。至于引起焦虑的对象和情境,则大部分随着一个人对于外界的知识和势力的感觉而异。野蛮人怕火炮和日月食,文明人在同样的情景下,既能开炮,又能预测天象,自然就不用害怕了。有时因为有知识,能预料到危险的来临,反而可以引起恐怖……当危险迫近时,唯一有利的行为是现用冷静的头脑,估量自己所可能支配的力量以及和面前的危险相比较,然后再决定最有希望的办法是否为逃避、防御或进攻……反映通常含有两种成分,即恐惧的情绪和防御的动作,其实,这里有利于生存的成分是逃避,而不是害怕。"

"焦虑"是弗洛伊德确立适应观点的重要概念。根据产生的根源不同,可以将焦虑分为现实性焦虑、神经症性焦虑、道德性焦虑。焦虑是冲突引起的结果,具有特殊的功能,它能唤醒自我警惕,并去发现已经存在的内部或外部的危险。当自我把焦虑当成一种危险或不愉快的信号时,它就会做出反应,形成防御机制。所谓自我防御机制,就是自我在承受本我的欲望压力时,同时又顾及现实要求的压力,在这种情况下,自我便渐渐形成了的一种功能,这种功能可以使人们在不知不觉中,用一定的方式调整自我欲望与现实之间的矛盾。经过调整,可以使人们同时接受自我欲望和现实要求,从而不致引起情绪上的严重痛苦和焦虑。不论是正常人或神经症病人,都会使用自我防御机制。防御机制包括压抑、投射、置换、反向、合理化、升华、转移等。

在一般情况下,自我防御机制使用得当,可免除内心痛苦以适应现实。如在特殊情况下使用不当,虽不能感受到冲突和挫折引起的焦虑,但可能以症状形式表现出来,从而形成各种障碍。这时,虽然感觉不到冲突和挫折引起的内心焦虑,但这些冲突和压抑却能以症状的形式表达出来,从而形成各种障碍。

第二节 第二势力——华生与行为主义学派

行为主义心理学(Behavioral psychology)由美国心理学家华生(B.Watson,1878—1958)于1913年创立,在心理学发展史上占有重要地位,被誉为现代心理学的第二势力,西方心理学的第一势力。该学派的根本特点是排斥意识,主张以行为为心理学的研究对象。

行为主义心理学的先驱,当属巴甫洛夫和桑代克。桑代克使用观察记录老鼠走迷宫的方法,研究行为的学习过程,并提出他的著名的"尝试-错误"定律。从此,开创了使用心理学的实验方法和量化手段,研究动物行为学习的先河。桑代克开创的这类研究比巴甫洛夫早3年。

华生受俄国巴甫洛夫经典条件反射学说的影响,继承了美国桑代克的方法论,建立了"刺激-反应模式",即 R=f(S)模式。他不去考虑刺激与反应之间的中间过程,他认为,即使中间有思维作为中介,那也不过是由内部语言所引起的喉头肌肉运动,至于情绪,那不过是内脏和腺体的变化,它们都是可以客观记录的行为。华生(1942)认为,行为是可以通过学习和训练加以控制的,他不认为遗传因素起重要作用。他有一句名言说:"给我一打健康的婴儿,并在我设置的特定环境中教育他们,那么任意挑选其中的一个婴儿,不管他的才能、嗜好、性格和神经类型等种种因素如何,我都可以把他训练成我所选定的任何专家、医生、律师、艺术家、商人乃至乞丐和小偷"。华生认为,心理学要成为一门科学,必须摒弃一切主观内省,同时确立心理学的客观研究对象,华生否认传统心理学使用内省法所获取资料的可靠性,并认为不能将知觉或意识作为研究对象,而只能代之以行为;而行为,可以归结为肌肉的收缩或腺体的分泌。

华生的行为主义的极端观点,很快受到新行为主义的挑战。托尔曼(1886—1959)提出中间变量的概念,即刺激和反应之间,或者说实验变量和行为变量之间存在一个"中介变量",这个中介变量就是有机体的内部因素。他给出了如下公式:B=f(S、P、H、T、A)。其中,B 为行为,P 为生物内驱动,S 为环境刺激,H 为遗传,T 为训练方式,A 为年龄。也就是说,行为(B)是环境刺激(S)、省委内驱动(P)、遗传(H)、过去驯良的经验(T)以及年龄(A)等试验变量的函数。行为并不仅仅由环境刺激所决定。

另一位新行为主义心理学家斯金纳(1904—1990)建立了"操作性条件反射",给了如下公式:R=f(S.A)。其中,R 为反应,S 为刺激。反应(R)与刺激(S)、控制变量(A)之间,是一种函数关系。控制变量(A)是实验者所设定和控制的实验变量,又叫"第三变量"。他认为,人的现行行为大部分都是先前行为的后果,而这种后果对先前行为来说,恰恰起到激励作用,这就是强化的作用。后果不同,强化的性质也不同。斯金纳花了大量时间研究分析强化物的种类、性质以及强化物的强度,等等。斯金纳用这一理论,广泛地解释了学习行为,包括不良行为的形成。

新行为主义学派的另一个杰出代表是班都拉(A.Bandura,1925—)。他强调学习过程中,人自身的能动作用,强调人与社会环境的相互作用。以此为基础,提出了新的"社会学习理论",又称"模仿学理论"。

社会学习理论认为,人类行为既不是单纯地取决于生物性的内驱力,也不是单纯取决于客观环境条件,人所具有的独特的认知过程,也积极地参与行为模式的形成,它甚至也参与人格的形成和保持。这一理论有以下几个最基本的概念。

1.替代学习(或称观察学习) 是指人们能够操纵符号(如语言等),思考外部事物,可预见行为后果,因此人学会某种行为,大可不必实际去体验,这是班都拉社会学习理论中最重要的概念之一。

2.自行奖赏或批判 是指人们可以评价自己的行为,对自己的行为进行自我强化(自我奖赏或批判),不必一定依靠外部强化。

3.行为自控 是指人的行为可以自己调控自己,不一定被外界左右。

按照学习理论,对行为问题的咨询与治疗的原则是行为反应过剩时,治疗目标就是通过社会学习,消退这些反应;行为反应不足时,治疗目标就是通过社会学习增加和强化此类行为,基本理论假设是个体既可以通过社会学习形成那些不良或不适应行为,也可通过社会学习获得这些行为,反之亦然。

按这种理论,沃皮将行为治疗定义为使用实验确立的行为学习原则和方式,克服不良行为习惯的过程。为此,在治疗中,其目标只能是不良行为本身,不应假设也不能探索在这些不良行为背后是否存在更深层的东西。但是,对行为的直接治疗,并不拒绝承认求助者的内在认知和情感活动,因为在这一派别的行为治疗家眼中,它们也是行为,属于内隐行为活动的范畴,它们已经表现在外显行为之中了。为此,对内隐行为的治疗,已经包括在了外显行为之中了,它们都是行为治疗的目标。"内隐""外显"活动一致的观点,就是"认知—行为治疗"的理论依据。行为治疗,在治疗前、治疗中和治疗后,精心分析、评估的对象不是行为背后的东西,而是可观察、可量化的"关键行为",又叫作"靶行为"。在治疗前,先要对"靶行为"进行具体的描述,然后制订出详细的治疗方案,其中,方案的每一步都要进行评价,并且评价指标力求一致,这样便于重复。

行为治疗一般包括五个步骤:

(1)靶行为的发生的情境及其功能分析。

(2)靶行为量化与标定。

(3)矫正目标的制订。

(4)制订增加积极行为,减少消极行为的干预实施、检测、调整计划。

(5)结束以及复发的处理。

行为治疗的主要方法有系统脱敏法、模仿学习、自我管理技术、角色扮演、自信心训练、厌恶疗法、强化法、认知—行为疗法等。

知识拓展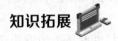

行为主义创始人——华生

　　华生于1878年1月9日出生在美国卡罗来纳州格林维尔城外的一个农庄,12岁时随家人迁入格林维尔城,进入公立学校学习。他说自己这时有点懒惰、不顺从,学业成绩不算好。16岁时进入格林维尔的福尔满大学学习哲学,21岁获得哲学硕士学位。1900年进入芝加哥大学研究哲学与心理学,师从教育哲学家杜威、心理学家安吉尔,受他们的影响,华生开始对心理学产生兴趣。1903年华生以题为《动物的教育》的论文获得芝加哥大学讲师和心理实验室主任。1908年被聘为霍普金斯大学正式教授,他在霍普斯金大学一直工作至1920年。

　　1913年,华生发表了《行为主义者心目中的心理学》一文,成为行为主义正式诞生的标志。随后又出版了《行为:比较心理学导论》和《行为主义心理学》等多部专著。1915年当选为美国心理学会主席。

第三节　马斯洛、罗杰斯与人本主义学派

　　人本主义心理学,又称为现象学心理学,于20世纪50年代兴起于美国,成为西方心理学发展的一种新的趋向。它并不是一个思想完全统一、组织十分严密的学派,而是一个与许多观点相近的心理学家和学派组成的松散联盟,马斯洛(1908—1970)、罗杰斯(1902—1987)、罗洛·梅(1909—1994)和布根塔尔(1915—　　)等四人是人本心理学公认的领袖和主要代表。

　　该学派主张,心理学的研究应以正常人为对象,研究人的本性、潜能、经验、价值、创造力和自我实现等真正属于人性层面的东西。人本主义学派的主要观点有以下几点:

　　一是坚持以人的经验为出发,强调人的整体性、独特性和自主性。

　　二是坚持以机体潜能为基础,强调人的未来发展的可能性及其乐观前景。

　　三是坚持以人的价值和人格发展为重点,强调把自我实现、自我选择和健康人格作为人生追求的目标。

　　四是坚持以广泛的社会问题为内容,强调实施心理治疗、教育改革、犯罪防治和社会改造。

　　人本主义学派主要从人的内在价值、人的尊严以及创造力和自我实现等积极的心理品质与特征的角度去着手研究人的心理,理论核心是"自我实现论",认为人性本善,而且人类本性中蕴藏着无限的潜能。

　　因此,心理学应以人的需要为出发点去研究人性,人的机体内部都存在有一种维持和增强机体、发展自身的心理潜能。这种心理潜能总有一种要发泄并尽其所能的倾向,只要提供

有利于人性充分发展的环境,个体都能达到自我实现的境界。人本主义主要是揭示人的这种心理潜能尽其所能的倾向和规律,充分地实现人的内在价值。

人本主义强调研究人的本质特性,重视人的内在价值的实现,第一次把人的本性和价值提到心理学对象的首位,突出了人的动机系统与高级需要的重要作用,促进了管理和教育改革以及心理治疗的发展,但它过分强调个人在自我实现中的作用,忽略了社会发展和社会实现等因素对自我实现的决定性意义,因此很难全部涵盖心理各层面的研究领域。

第四节 莱瑟与认知学派

认知心理学是现代心理学的一种新的思潮、范式和研究取向,其理论不是由某人独创的,而是由美国心理学家莱瑟在对许多学者的研究结果进行了总结,并于 1967 年写出《认知心理学》一书,从而明确了认知心理学作为一种学说的诞生。20 世纪 70 年代,它成为美国和整个西方心理学的主流,现在几乎遍及世界各国和心理学研究的一切领域。

认知心理学有广义和狭义之分,广义的认知心理是指凡是以人或动物的认知或认知过程为研究对象的,都统称为认知心理学,主要探讨心理现象的组成、认知的历程;狭义的认知心理学则专指信息加工心理学,是用信息加工的观点和术语说明人的认知历程的科学。

该学派运用信息加工观点研究认知活动,即将人脑与电脑进行类比,把人脑看作是类似于电脑的信息加工系统。其研究范围主要包括知觉、注意、记忆、思维和语言等认知历程,以及儿童的认知发展和人工智能。该学说认为,人是对信息进行处理的加工者,是一种具有丰富的内在资源,并能利用这些资源与周围环境发生相互作用的、积极的有机体。人的行为主要取决于人的认识活动,包括感性认识和理性认识,刺激所引起的行为反应,首先通过支配外部行为的认知过程对信息进行编码、储存、加工、提取等,然后才进一步影响人的行为。因此,认知心理学认为,心理学就是要研究人类认识的这种信息加工过程,并提取信息加工的模型。其研究方法除了采用实验法和观察法外,主要采用了一种不同以往任何学派方法的特殊方法,即电子计算机模拟类比法。具体来说,电脑模拟就是先推断出人的行为的内部心理机制,提出认知理论或模型,并将其编成程序输入电脑,然后把电脑的输出和人的行为进行比较,如果理论或模型是正确的,那么电脑的输出就应当类似于人类解决同样课题时的反应(输出);如果程序给出的输出和人不一样,就说明它不符合人的认识活动机制,那么就应找出这个差别并修改其理论依据。因此,我们可以通过电脑模拟这种方法,有目的、有方向地逐渐接近人的心理活动的真实过程,从而揭示人的内在心理活动的规律。

认知心理学强调了人的意识(理性)在行为上的重要作用,强调了人的主动性,重视了人的各个心理过程之间的联系、制约,基本上博采了几大学派的长处,对心理科学的发展与实现心理科学本身的现代化,以及实现人工智能和计算机科学的发展均有较大贡献。他开创了新的研究范式和新的研究方法,促进了相关科学的发展。但它毕竟只有几十年的历史,还处于发展阶段,存在着自身难以解决的问题和局限。现在它已暴露出的不足是,忽视了人的客观现实生活条件和人的实践活动的意义,而集中人的主观经验世界,同时,它的基本理论大都具有一种明显的实证主义倾向,忽视对神经系统生理活动机制的研究。

第五节 其他学派

一、冯特与构造心理学派

构造心理学的奠基人为冯特,著名的代表人物为冯特的学生铁钦钠(1867—1927)。该学派认为,心理学应以直接经验为研究对象,只研究心理过程或心理内容,以实验内省法为基本方法,以探讨成人心理的一般规律——分析意识的内容、组成元素和构造原理为基本任务。

20世纪前30年,构造主义成为美国心理学的主要流派,促进了心理学的独立和发展,为新兴的实验心理学提供了有益的资料。但因其所确定的研究对象与范围过于狭窄,且脱离生活实际,到20世纪20年代以后,即由新兴的其他学派所取代。

二、詹姆斯、杜威与机能主义学派

机能主义由美国心理学家詹姆斯(1842—1910)与杜威(1859—1952)在20世纪初创立。该学派坚持以心理活动或心理机能为心理学的研究对象,反对把意识分解为感觉和感情等元素,主张意识是一个连续的整体;反对把心理视为副现象,强调心理的适应功能;反对把心理学看作一门纯科学,重视心理学的实际应用;反对把心理学局限于研究正常人的一般心理规律,主张把心理学扩大到儿童心理、教育心理、动物心理、变态心理、差异心理等领域。

机能主义的主张推动了美国心理学面向实际生活的发展过程,20世纪以来,美国心理学一直比较重视心理学在教育领域和其他领域的应用,这与机能主义的思潮是分不开的。

三、韦特海默与格式塔心理学派

格式塔心理学又称完形心理学,产生于20世纪初的德国,其主要创始人是德国心理学家韦特海默(1880—1943)。该学派的基本观点为:一切心理现象的基本特征是其在意识经验中具有结构性、整体性,即格式塔性;以知觉为分析心理现象的基点,以直接经验为心理学的研究对象,认为直接经验就是个体直接观察所呈现的心理事实,是不能再分解还原成其他元素或部分的一个整体;整体并非部分的简单总和或相加,整体不是由部分决定的,整体先于部分存在,并决定部分的性质和结构,因此人们在知觉时总会按照一定的形式把经验素材组织成有意义的整体。

格式塔心理学派在知觉方面的研究贡献极大,为后来认知心理学的发展奠定了基础。

（周　晋）

本章小结

本章主要介绍了在科学心理学独立之初的 19 世纪末到 20 世纪 20 年代,人们从不同的视角对心理学的研究对象进行分析和研究,提出了各自不同的理论学派,形成了百家争鸣、学派林立的局面。包括弗洛伊德与精神分析理论学派,华生与行为主义学派,马斯洛、罗杰斯与人本主义学派,莱瑟与认知学派及其他学派。

各学派的研究各有偏重、各有特点,正是由于这几大学派在历经百余年从心理的各个不同方面对心理现象所进行的卓绝的研究,才基本奠定了现代心理科学的总体体系,才使人类至少得以在这几个侧面上对心理现象——这一大自然的最复杂的现象有了一个全面的认识。学习重点为要求各位同学熟悉并列举心理学主要理论学派的要点及代表人物。

复习思考题

1.在科学心理学诞生之后,哪些学派给你留下了深刻的印象,为什么?
2.人本主义心理学的主要特点是什么?
3.认知心理学的主要观点是什么?

第四章 发展心理与健康心理

📖 **学习目标**

- 掌握心理发展阶段的具体分期。
- 掌握青年期心理活动特点。
- 熟悉儿童期和老年期心理活动特点。

📖 **知识点**

- 心理发展六个阶段;艾里克森关于人格发展的八个阶段;心理健康提出的十条标准。

第一节 发展心理

一、发展心理学概述

发展心理学是研究个体从受精卵开始到出生、成熟直至衰老死亡全程心理的发生、发展过程和规律的科学,属于现代心理学的重要分支学科。从广义而言,是研究种系与个体心理发生发展的科学,包括动物心理学、比较心理学、民族心理学和个体发展心理学等;从狭义而言,是指个体发展心理学,即研究一个人从出生到衰老各个时期的心理现象,按年龄阶段又可分为儿童心理学、青年心理学、成年心理学和老年心理学等。

发展心理学的主要研究内容包括以下四个方面:一是揭示一生全过程心理发展的年龄阶段特征;二是阐明各种心理机能的发展进程和特征;三是探讨心理发展的内在机制;四是研究心理发展的基本原理。

人的心理发展主要表现为整体性、社会性、活动性和规律性四种基本性质,具体体现为心理发展具有一定的方向性和顺序性、心理发展具有不平衡性、心理发展具有普遍性和差异性、心理发展过程具有增长与衰退的辩证统一性和连续性与阶段性。

知识拓展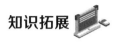

中国传统文化关于人体发展阶段的描述

《礼记》属十三经之一,共 49 篇,是西汉戴圣对秦汉以前汉族礼仪著作加以辑录编纂而成的中国传统文化著作。该书对人生各个年龄曾有如下记述:人生十年曰"幼",学;二十曰"弱冠";三十曰"壮",有室;四十曰"强",而仕;五十曰"艾",服官政;六十曰"耆",指使;七十曰"老",而传;八十九十曰"耄";七年曰"悼","悼"与"耄"虽有罪不加刑焉。百年曰"期""颐"。

以上内容翻译成现代语言就是说:人生十岁为幼年,是学习的年龄;二十岁是青年时期;三十岁是身体发育健壮时期,就有家室了;四十岁是心志不惑强立之时,就可以入仕途了;五十岁称作"艾",知事理,有怜悯心,就可以服官从政了;六十岁就称为"耆",就可以资历经验指使青年人做事了;七十岁方可称"老",就可以将家事委托给后人了;八十、九十岁称作"耄",是颐养天年的时候了。人生七岁时就称作"悼",年龄在"悼"与"耄"时,虽然犯了刑律,却也不受法治了。超过百岁就称作"期",纯粹的受供养的年龄了。

二、心理发展阶段

(一)心理发展阶段的分期界定

个体从出生到死亡的有规律的心理变化,称为心理发展。发展心理学在研究个体心理发展时结合人体生理发展和社会教育、医疗护理等工作性质的要求,一般会将人的生命历程分为如下六个阶段。

1.胎儿期 从受精卵形成到分娩出来。

2.儿童期 从出生至 12 岁,分为婴儿期、幼儿期和童年期三个时期。

(1)婴儿期:0~3 岁,分为新生儿期(出生至 1 个月)和乳儿期(1 个月至 3 岁)。

(2)幼儿期:3~6、7 岁,或称学龄前期,一般在幼儿期进入幼儿园学习。

(3)童年:6、7~11、12 岁,又称学龄初期,一般在童年期进入小学阶段学习。

3.少年期 11、12~14、15 岁,青春发育多发生在少年期。

4.青年期 16~35 岁,分为青年早期、青年中期和青年晚期。

(1)青年早期:16~18 岁。

(2)青年中期:18~25 岁。

(3)青年晚期:25~35 岁。

5.中年期 从 35 岁至 60 岁,分为中年早期、中年中期和中年晚期。

(1)中年早期:35~45 岁。

(2)中年中期:45~50 岁,女性更年期综合征多发生于此期。

(3)中年晚期:50~60 岁,女性更年期综合征多发生于此期。

6.老年期 60 岁以后,分为老年早期、老年中期和老年晚期。

(1)老年早期:60~75 岁。

（2）老年中期:75~90 岁。

（3）老年晚期:90 岁以上,又称为长寿期。

（二）心理发展阶段的关键期

1.婴儿期　是社会化过程中语言发展的关键期。语言的发生和发展是人类意识发生和发展的直接原因,也是思维的武器。

婴儿期是言语发展的关键期,1~1.5 岁是儿童积极理解言语时期,1 岁后已能用词语标志身体某些相应部位,还会知道自己的名字,这时儿童虽然主动言语不多,但理解成人言语能力发展迅速;2.5~3 岁的儿童已能使用人称代词"我"来表达自己的生理状态和愿望;3 岁时词汇量已达到 1 000 个左右,是言语发展的加速期,基本上掌握了语法规则,成为颇具表达能力的"谈话者"。

2.幼儿期　是社会化过程中智力发展和个性形成的关键期。游戏是儿童社会的一种活动形式,是幼儿期儿童的主导活动。游戏不仅可以扩大儿童的知识面,掌握必要的生活和学习技能,还可以调节和治疗儿童情绪失调的行为问题,可以促进儿童的想象力、创造性、耐力和持久性、灵活性以及人与人交往能力发展,儿童最初的智力和社会认知是在游戏活动中得到发展的。

研究表明,书面言语发展关键在 4~5 岁,数概念获得关键期在 5~5.5 岁,词汇能力发展的关键期在 5~6 岁,如果这些能力在关键期得不到发展,就会使智力发展受到阻碍。5 岁前是智力发展最为迅速的时期,从出生到 4 岁是人类智力发展的决定性时期,如果把 17 岁所能达到普通水平看作 100%,那么从出生到 4 岁就获得 50% 的智力,4~8 岁可获得的 30%,最后 20% 的智力则是 8~17 岁时获得。

个性基本形成一般在 17 岁左右,个性形成的关键期则在幼儿期。幼儿最初意识极为单纯,行为习惯也不固定,心理上对父母依赖和爱慕,这个时期的基础将决定儿童成为一个什么样的人,正如马卡连柯所说:"主要的教育是 5 岁以前奠定的,你们在 5 岁以前所做的一切,等于整个教育过程的 90% 的工作。"

3.童年期　是社会化过程中培养学习品质和道德品质的关键期。儿童到了 6、7 岁,他们的生活环境发生了一次大变动,儿童要进入学校开始系统地接受正规的学校教育,从备受家长和成人保护的幼儿成为独立完成学习任务,承担一定社会义务的小学生,促进儿童心理品质产生质的飞跃。在学习过程中,教师虽起主导作用,而学生是学习的主人,小学阶段是奠基阶段,是培养学生的学习品质、养成良好学习习惯的关键期。

道德品质形成是各种心理成分协调发展过程。皮亚杰通过大量研究,将儿童道德发展分为两个阶段。在 10 岁前儿童对道德行为的思维判断主要是依据他人设定的外在标准,称为他律道德;10 岁之后,儿童对道德行为思维判断依据自己内在标准,称为自律道德。由于人类的道德认知发展是先他律而后自律,因此要培养儿童优良品德,必须先教儿童遵守既定的行为规范,教他们在适当场合表现适当行为。对于年幼儿童无论在家庭和学校,要制订出明确可行的道德规范和规则,让儿童照着去做。随着认知发展接近成熟,儿童具有判别是非的自律性道德认知,才能懂得人类的道德含义。

4.少年期　是社会化过程中自我意识发展的关键期。自我意识表现为自我认识、自我体验和自我调节三种形式,以及生理自我、社会自我和心理自我三个方面的内容。奥尔波特提出自我意识发展模式是个体从 0~3 岁属于生理自我(又称自我中心期),从 3~13、14 岁属于社会自我(又称客观化时期),从青春期到成年大约 10 年时间属于心理自我阶段(又称主观化时期)。

少年期是个体从童年期向青年的过渡时期,半成熟与半幼稚、独立性与依存性并存交错,生理上的急剧变化和学习活动的增多,使少年期的自我意识有新的觉醒,从一定意义上说,是个体的"第二次诞生"。在少年自我意识发展的关键期,必须尊重少年的独立性、自尊心,充分调动少年工作、学习的积极性和创造性,利用少年自我意识发展的有利条件,引导学生自己教育自己,也可以利用现实生活中和艺术作品中的优秀形象来教育少年学生,逐步完善他们的个性,帮助他们健康地实现人的社会化过程。

5.青年初期　是社会化过程中价值观、人生观形成的关键期。价值观是个体对自然、社会、人生问题的观点,受到知识水平和生活环境等方面影响,以及情感、意志、理想和动机等因素制约。

青年初期是价值观形成的关键期。学生进入高中阶段后,随着社会接触的扩大,生活阅历的积累及文化知识增长,以及自我意识的发展和理性思维的形成,青年初期会引起对自我在社会中必须肩负的历史使命的认识,不断探索思考人生,分析社会现象的社会价值和社会意义,表现出对理论问题的浓厚兴趣。青年初期的价值观的核心是人生意义问题,他们逐渐学会将个人的生活目标与社会发展的总体方向相联系。

三、各心理发展阶段的心理活动特点

(一)胎儿期的心理活动特点

胎儿期是人类个体发育的第一个时期,是指个体从受精卵形成到胎儿分娩出的这段时期。个体发展从父母生殖细胞交配构成受精卵时开始。受精卵在母体内分裂发展、长成胎儿而后诞生,唐代孙思邈概述胎儿期为"一月胚,二月胎,三月血脉生,四月形体成,五月能动,六月诸骨具,七月毛发生,八月脏腑具,九月谷气入胃,十月百神备则生矣。"

1.听觉的发展　耳朵是胎儿与环境保持联系的主要器官,也是进行听力训练如音乐胎教的基础。实验结果显示:怀孕 6 个月开始,胎儿对外界的声响开始出现凝神倾听的动作,并对妈妈的声音具有依赖性与敏感性。科研人员对胎儿听力进行测定,证明胎儿具备完整听力,可以在子宫内接受"教育",进行"学习",形成"记忆",胎儿患先天性耳聋在子宫内即可诊断。

2.视觉的发展　胎儿的视觉比其他感觉器官的发育缓慢,因为母体子宫内基本上见不到光亮。现在研究发现,胎儿的视觉在妊娠 13 周就已形成,妊娠 4 个月母亲如果进行日光浴胎儿就可能有所察觉,表明胎儿已经对光线很敏感了。用胎儿镜发现,当胎儿入睡或有体位改变时,眼睛活动次数就会增加。妊娠后期,如果将光线送入子宫内,胎儿的眼睛和活动增加;多次强光照射,胎儿还会安静下来。用电光一闪一灭地照射腹部,用 B 超监测会发现胎儿心率出现剧烈变化。

胎儿出生后不到 10 min 就能发挥视觉作用,检查发现新生儿的视力只关心 30~40 mm内的东西,这恰好也与其在子宫内位置的长度相等。

3.触觉的发展　触觉的发展要比视觉的发育相对早一些,胎儿不仅有触觉,而且接受刺激后会有不同反应,这种能力为开展胎教奠定了基础。实验表明:胎儿的手触到嘴时,头会歪向一侧并张口;胎儿发育长大后,当隔着母体摸其头、臀和其他部位时,反应与早期表现有较大进步,用嘴吮手,表明胎儿对触觉有着灵敏的反应。用胎儿镜直接观察发现用一根小棍接触到胎儿的手心时,能观察到孩子的手指会紧握拳头作出反应;碰足底时,脚趾也会动,膝和髋还可以屈曲,有时连嘴都会张开。

4.味觉的发展　胎儿的味觉神经乳头在妊娠第26周形成,胎儿从34周开始喜欢带甜味的羊水。

5.嗅觉的发展　胎儿的嗅觉器官4周开始发育,在子宫内似乎用不上嗅觉,但一出生马上就会用了,表明在宫内已经发育起来。

6.胎儿的记忆　现在很多学者都认为胎儿是有记忆的,如妊娠8个月左右已经具备听觉记忆,目前尚未完全被公认。

(二)儿童期的心理活动特点

1.婴儿期　这个时期中枢神经发展最迅速,大脑结构和功能的快速发展为其心理发展奠定了生理基础,运动、语言、感知能力的发展成为婴儿期心理发展的主要内容,思维开始萌芽。

(1)新生儿期:刚出生的新生儿的嗅觉、味觉、皮肤觉和运动觉的发展,表现出明显的差异,能够进行少量视觉活动,比如听到拨浪鼓的声音,会将头部转向声源的方向,出生3天的新生儿可以简单区分不同的声音,对妈妈的声音表现出偏爱。

(2)乳儿期:乳儿2个月左右可以追视水平方向移动的物体,3个月可以追视做圆周运动的物体,2~3个月的乳儿已经具备立体视觉,3~4个月色觉与成人相似,4个月左右出现双眼视觉,4~5个月的追视准确度可以达到75%,5个月时可以用双眼区分距离,6个月左右的视敏度差不多与成人相似。1岁以内的乳儿具有短时记忆,1.5岁以后产生延缓模仿能力,1岁末2岁初出现有意注意的萌芽,2岁左右的乳儿开始使用"我"这个标志自我意识的词,1~3岁乳儿的再认和再现能力长足发展,表现出喜欢捉迷藏等游戏。

2.幼儿期　2~4岁时幼儿语音学习的关键期,3岁以后幼儿能够陈述所见所闻,通过独白语言和丰富的肢体语言表达个人想法,但言语多不连贯,6岁左右开始出现清晰流利的口头语;4~5岁是幼儿坚持性行为发展的关键时期,5~5.5岁是数理概念学习的最佳时间;5岁之后,幼儿的情绪表达呈现高度社会化的特征。

3.童年期　学习是童年期的主要任务,故这个时期又称为学龄期,童年期的儿童感知觉在发展水平和观察能力方面体现出具体运算的特点,表现出准确性、目的性、顺序性和判断力等良好品质;认识事物和现象的全局意识逐步显现,道德认识表现为从具体形象性向逻辑抽象性发展的趋势,但空间现象能力还不够强。儿童进入学校学习后,社会交往增多,社会性发展体现出协调性、开放性和可塑性等特点,小学三年级是个体自我意识发展的快速上升期,小学五六年级的抽象思维的发展促使儿童的自我意识更加深刻,从个人显性行为的认识和评价转向为隐形品质的深度评价,自我评价的稳定性逐渐加强,初步具备一定的道德评价能力。归纳起来,童年期的主要表现出智力和思维能力发展最迅速、人生道德发展最协调、心理发展具有较大的可塑性,最主要的性格特征表现为纯情、真诚、直率和心理活动具有较强的开放性五个方面的特点。

(三)少年期的心理活动特点

少年期这一阶段多是初中、高中学生,少年期为青春发育期,女孩出现月经初潮、男孩初次遗精是进入青春发育期的重要标志。发展心理学家把性成熟分为第一和第二两个阶段,第一性成熟期恰值少年初期。进入青春发育期的开始年龄一般是女孩比男孩早两年左右。这个时期是人生最为宝贵和有特色的重要时期,少年的身体形态、身体机能与心理状态都发生一系列迅速而深刻的变化,表现出过渡性、闭锁性、社会性和动荡性四个基本特点。

1.身体发育特征　这个时期,主要表现为身体外形的剧烈变化、内脏机能的不断健全、性功能的逐渐成熟三个方面。进入少年期,身体形态的各种指标增长的速度突然变快,身高每年增长值为 6~8 cm,有的多达 10~11 cm,体重每年一般增长 5~6 kg,增长快的可达 8~10 kg。少年期身体整体发育过程,表现为长度发育在先、横径发育在后的特征,即先长高,后长宽度,手脚征收四肢的发育在前,躯干发育在后。少年期,腿长/身高指数,表现出由低—高—低的波浪形变化。

随着第二性征的出现,这个时期性功能逐渐成熟,各种身体素质发展的敏感期也多集中在这一年龄阶段上,速度、力量、耐力等素质在少年期迅速提高,身体素质的男女性别差异从少年期开始逐渐扩大,男孩的优势日益显著,少年期身体素质与身体形态的迅速生长发育有高度的一致性。

2.心理发育特征　心理变化主要表现人际关系变得比儿童期更加复杂,抽象思维和独立学习能力不断增强。这个阶段是从儿童向成年人过渡阶段,表现出独立性与依赖性共存的矛盾、心理发展与生理迅猛发展不相协调的矛盾、自我意识增强与社会化程度度弱的矛盾等困扰与苦恼。

少年期的社会心理行为特征是:由于性成熟而导致身体变化,结果使少年的性情处于彻底改变的状态,即所谓"情窦初开",正如歌德所言"哪个少男不钟情?哪个少女不怀春"。这个时期的学习动机、判断力与理解能力、自尊与他尊等,时常会因为情绪波动而失去稳定性。他们的兴趣和爱好各不相同,并经常转移兴趣和爱好。他们难以和成人相处,并经常有向家长、老师等权威发起挑战,表现出较强的逆反心理,特别爱钻牛角尖,男孩表现出高度的兴奋性、虚荣心和爱打打闹闹等,这个时期也常被称为"心理断乳期"。随着年龄的增长,又会重新出现心理方面的安慰状态,社会关系的范围又重新增大了,出现了智力方面均衡的、现实的自我评定,情绪情感的自我控制不断增强,好斗行为不断减少和收敛。

(四)青年期的心理活动特点

青年期作为个体迅速成长、变化巨大,青年早期(16~18 岁)、青年中期(18~25 岁)和青年晚期(25~35 岁)三个阶段的心理活动不完全相同,男性与女性心理发展水平也表现出比较显著的差异。20~30 岁是成人后起决定性作用的十年。这个时期,进入收获爱情的鼎盛时期,将经历恋爱结婚、成家立业和孕育下一代等人生重要历程。青年早期心理迅速走向成熟而又尚未完全成熟的一个过渡期,进入青年中晚期的个体将承担社会责任,成为一名公民和社会人,生理心理将迈向人生的巅峰,心理发展方面更是错综复杂。青年期的心理活动特点主要表现在以下几个方面。

1.性的不断成熟并趋向稳定　青年期在强大内分泌功能的影响下,性功能逐渐成熟,性激素以青春之火可以燎原之势,推动男女性的第二性征迅猛发展,性的发育成熟使大脑皮质和皮下中枢暂时失去平衡,成为导致青年情绪情感出现消极与积极、紧张与松弛、激动与平静等两极性表现的生理原因,这个时期的青年对性的理解、体验和态度,开始出现一些特殊的心理体验,男女之间的爱慕与眷恋应运而生,爱情呈现出以性爱为主、以情爱为主、性爱与情爱和谐统一等三种层次,并体现出排他与守一、冲动与克制、自私与无私等三个统一。这个时期男女之间的交往大致可分为疏远异性阶段、接近异性阶段、恋爱阶段三个阶段。两性对异性选择存在着差异,男性多看重女性的外貌气质、人品和生理心理本身,较多浪漫主义色彩;女性多看重男性的事业心、责任心和主宰家庭的生存能力,较多现实主义风格。

2.智力显著发展并达到巅峰 青年期由于大脑机能的不断增强,生活空间的不断扩大,社会实践活动的不断增多,认知能力长足发展。这个时期的感知觉灵敏,记忆力、理解分析能力、创造思维能力不断增强,具备了较为稳定的知识结构和思维水平。逻辑思维能力逐步占据主导地位,并从片面化和绝对化的逻辑思维向辩证思维过渡,更多地利用理论思维,而且思维的独立性、批判性、创造性都有显著的提高。青年期智力活动的广度和深度达到人生最高的程度,特别是青年中晚期也是人生最容易成才成功的黄金时期。青年逐步开始用批判的眼光来看待周围事物,有独到见解,喜欢质疑和争论。

当然,这个时期的男女的思维能力和智力发展存在一定的差异,如女性在语言表达、短时记忆和逻辑法则运用等方面优于男性,而男性在空间知觉、分析综合能力以及实验的观察与推理、历史知识的掌握和演绎推理等方面优于女性。

3.自我意识增强并丰富深刻 自我意识是认识的一种特殊形式,是个体对自我的认识,或者说是对自我及人际关系的认识。个体进入青年时期,随着对外界认识的不断提高,生活经验的不断积累,开始对内心世界和个性品质方面进行关注和评价,凭此支配和调节自己的言行,但长时间自我意识尚不够稳定,自我评价可能过高,导致盲目自信沾沾自喜,甚至出现盛气凌人的心理。由于对事物识别能力不足,看问题时往往片面主观,一旦遇到暂时的挫折和失败,可能出现因心理脆弱而走入极端,灰心丧气、怯懦自卑、抑郁不振,甚至自暴自弃。评价别人时也常带有片面性、情绪性和波动性。青年期对于他人给予的评价较为关注、敏感,应激反应强烈,进而引起内心很大的情绪波动,自我评价不够客观,对如何建立起对自己的正确认识,变得困难巨大,是青年期常遇到的心理问题。

4.情感发展复杂兼矛盾冲突 青年期在情感发展过程中表现出来的丰富的心理特点,并非孤立存在,它们错综复杂交织在一起,构成了影响心理发展的各种矛盾,特别是在青年早期和中期主要表现为理想很丰满现实很骨感、自我的闭锁性与交往的开放性、人格的独立性与人际的依赖性、求知欲强与识别力低等诸多矛盾,集中地反映了青年发育过程中的心理特点,比如青年人血气方刚、朝气蓬勃、积极进取、思想开放、情感丰富,个人秘密不愿轻易向他人吐露,如果长辈不能正确对待,极易造成自我心理的闭锁性。青年阅历还不够丰富,面对错综复杂的环境往往缺乏信心难作决断,还有少数啃老族经济上必须依靠父母和亲属,因自尊心强又不善于沟通,必然出现独立性与依赖性的矛盾。青年多朝气蓬勃,富于幻想,对未来充满美好的向往,胸怀远大的理想与信念,但人生阅历不够深刻对现实中的困难估计不足,以致在升学、就业和婚恋、晋升职称等问题遭受挫折后,不能够正确对待,易导致情绪波动,出现无力感和挫败感,甚至悲观失望、一蹶不振,严重的还会陷入绝望境地而不能自拔。

(五)中年期的心理活动特点

中年期是人生历程的重要阶段,在社会中承担繁重的工作,因为"上有老下有小"又是家庭的顶梁柱。生理功能开始出现衰退,如"四十四眼睛长刺"提示视力开始下降;智力呈现出既有上升又有下降的两重性;具备较强的事业心和责任感,工作富有创造力;因为工作生活的双重压力,会出现紧张、焦虑、恐惧、无力感和孤独感的心理状态。心理活动具有以下主要特点。

1.心理发展日趋成熟　一般说来,大多数人到 35 岁以后已成家并生儿育女,不再像青年期那样热血沸腾充满憧憬,思想和情感大多安定,工作和生活基本稳定,人生基本定向,为人处世更加稳重,创立事业脚踏实地。人到 40 岁不惑之年,见多识广,认识问题更加深刻,不再为表面所迷惑,遇事冷静,意志较为坚定;至 50 岁知天命之年,经验更丰富,学识愈深广,处世更玲珑。中年期既是成就事业的黄金期,又是婚姻关系的移情期和深沉期,夫妻感情更加含蓄深沉,夫妻关系更加默契依赖。性格基本定型是中年期心理成熟的主要表现,即从以往成功与失败的经验教训中,保持着个人精神状态的平衡,以适应社会和环境的需要,安排正常的生活和学习,担负起社会和家庭的责任。

2.智力的持续增长和体力的逐渐衰减　中年期单项心理能力逐渐下降,但智力仍然继续发展和成熟,主要表现在自我监控能力高,独立思维能力强,适应能力好,情绪趋于稳定,自我意识明确,精力充沛,情感丰富,运动协调,感觉思维敏捷,判断力准确,注意力集中等。智力的继续增长和体力的逐渐衰减,会给中年人带来一系列矛盾,如高度责任感与能力不足的矛盾。快节奏的生活、超负荷的工作、高强度的应激,致使中年期生理功能逐渐衰减,主要表现为心血管系统、消化系统、内分泌器官的功能减退,肌肉和骨骼的活力下降,免疫能力降低,增加中年期的健康隐患和威胁,一些疾病接踵而至。

3.中年期是创业的黄金时期　中年期更加侧重运用学术理论知识和青少年期学习掌握的技能,加强对社会的认知和对伦理的重构,思维方式不再以抽象思维为主,而是更加强调形象具体;中年人的社会认知能力迅速发展,人际关系稳定,人脉资源丰富,人情世故练达;中年期连接着青年期和老年期两个阶段,中年人社会角色多、转换快,大多数人表现出很强的事业心和睿智的创造力,承担着社会和家庭的双重责任,知识积淀丰厚,方与圆进退自如,"道"与"术"相得益彰,是创造事业辉煌的重要时期。

(六)老年期的心理活动特点

陆游(1125—1210)在《秋夜读书每以二鼓尽为节》有诗云"白发无情侵老境,岁月着意记亲恩"。进入老年期之后,人体的生理组织功能和认知能力逐步衰减。面临退休和死亡两大难题,必然构成特殊的心理活动特点。

1.思维变化　随着脑功能衰退后抑制过程减退,神经系统灵活性下降,惰性增大,智能逐步下降,近事记忆明显减退,远事记忆相对保持较好,主要表现为以下三个特点。

(1)思维的自我中心化:主要表现为主观、固执,不能将心比心换位思考,不能客观、全面、理性地看待和分析他人的观点。

(2)思维缺乏创造性:综合分析能力差,判断力减弱,做事循规蹈矩,喜欢回忆往事,重视传统,心理灵活性差。

（3）思维缺乏自信心：处理和解决问题深思熟虑，但又瞻前顾后、犹豫不决，缺乏必要的信心，拿不定主意。

2.性格变化　人格弹性明显减退，变得固执己见，自信自己经验，不易接受新鲜事物；以自我为中心，难以正确认识生活现状；恋旧，爱追忆逝水年华，常悔恨无法挽回过去的美好情景；唠唠叨叨，老汉常提当年勇，对过去成就唠叨不休；少数有成就者变得傲慢自尊，难以倾听逆耳良言。

3.情绪变化　体质下降使老人缺乏兴趣和活力，安于现状和过刻板生活，衰老病症丛生，容易产生继发性情绪障碍和心理疾病。对他人情感麻木淡漠，喜欢指责晚辈，俗称"老来无人情"，对新鲜事物缺乏兴趣，不易被环境激发热情；情绪多变不稳定，易激怒，难自制，负性情绪占优势，经常产生孤独、抑郁、疑病和空虚感；"人活半为鬼""夕阳无限好只是近黄昏"描写出老年期死亡的恐惧心理。面临以上种种情绪变化带来的心理矛盾，精神刺激下难免出现消极言行，甚至自杀自残。

4.其他心理变化　猜疑和偏执心理较常见，遇事归咎别人，对他人不信任，视听力老化，嫉妒、猜测，偏见和激情发作。行动不便，不爱活动，兴趣索然，孤独离群等。患上疾病后自理能力弱需要照顾，部分老年人因为经济负担和身心痛苦，使原来孤独、压抑、忧郁的老年期心理变化变得更加明朗化和复杂化。

根据老年期的心理活动特点，结合我国老年化社会的现状，从医学心理学的角度确定的心理卫生保健的原则主要为：安排老年人一些力所能及的工作、生活任务，保持老年人的自我意识；晚辈和亲人常回家看看老人，减少其孤独感；鼓励老年人主动与人交往和沟通，维持良好的人际关系；培养老年人的爱好，适度进行体育锻炼，增强老年人的自信心和自我效能感。

四、皮亚杰的心理发展阶段说与艾里克森的人格发展八阶段理论

（一）皮亚杰的心理发展阶段说

瑞士心理学家皮亚杰（1896—1980，发展认识论的创始人）是心理发展阶段论者，他认为心理发展表现为连续发展过程中的阶段性，每个阶段的发展次序固定且具有典型特征，皮亚杰将儿童心理发展划分为四个阶段，按顺序依次为：

1.感知运动阶段（0~2岁）　主要凭借感知和运动之间的关系获得动作经验，形成低级行为图式，以此适应外部环境。

2.前运算思维阶段（2~6、7岁）　将获得的感知运动图式内化为表象系统，具备符号功能，开始运用语言或符号代表儿童经历的事物，认为一切事物都是有生命的、所有的人与自己都有相同的感受，儿童在此阶段的思维具有不可逆性，且不能掌握守恒。

3.具体运算思维阶段（6、7~11、12岁）　儿童在此阶段的主要特征是获得了守恒概念，思维具有可逆性，可以进行逻辑运算。

4.形式运算思维阶段（11、12~14、15岁）　儿童在此阶段的主要特征是思维摆脱了具体内容的约束，能够提出假设，认知活动达到抽象逻辑思维水平。

（二）艾里克森关于人格发展的八个阶段

1.婴儿前期（0~2岁）　这一阶段的主要发展任务是获得信任感、克服怀疑感，良好的人格特征是希望品质。

2.婴儿后期(2~3岁)　这一阶段的主要发展任务是获得自主感、克服羞耻感,良好的人格特征是意志品质。

3.幼儿期(3~6、7岁,或称学龄前期)　这一阶段的主要发展任务是获得主动感、克服内疚感,良好的人格特征是目标品质。

4.童年期(7~12岁)　这一阶段的主要发展任务是获得勤奋感、克服自卑感,良好的人格特征是能力品质。

5.青少年期(12~18岁)　这一阶段的主要发展任务是形成角色同一性、克服角色混乱,良好的人格特征是诚实品质。

6.成年早期(18~25岁)　这一阶段的主要发展任务是获得亲密感、克服孤独感,良好的人格特征是爱的品质。

7.成年中期(25~50岁)　这一阶段的主要发展任务是获得繁衍感、克服停滞感,良好的人格特征是关心品质。

8.成年后期(50岁以后)　这一阶段的主要发展任务是获得完善感、克服失望或厌恶感,良好的人格特征是智慧和贤明品质。

第二节　健康心理

健康心理学的早期概念为保健、诊病、防病和治病的心理学,至今尚不是一门成熟的学科,其产生的背景主要是通过现代医学模式探索健康问题,主要的研究领域为躯体疾病的预防、治疗和康复过程中的心理学问题,防御压力和治疗反应性心理障碍中的心理学问题,培养和建立健康生活方式中的心理学问题。本书主要讨论心理健康的概念、特征和标准,以及心理应激与健康之间的关系、护理人员的心理健康等。

一、心理健康的概念和特征

(一)世界卫生组织对健康的定义

1948年,世界卫生组织在《宪章》中概述出"健康"的定义为"健康乃是一种生理、心理和社会适应都日臻完满的状态,而不仅仅是没有疾病和虚弱的状态。"1989年,世界卫生组织又将"健康"的定义修改为"健康不仅仅是身体没有缺陷和疾病,而是身体上、精神上和社会适应上的完好状态。"

1977年,瑞士心理学家恩格尔在《科学》杂志上发表了一篇著名的论文,在该论文中他提出了一个基本的假设:健康和疾病是生物、心理、社会因素相互作用的结果,即"生物-心理-社会模式",这立即在医学和健康领域产生了广泛的影响,导致由单纯生物医学模式转向了当代"生物-心理-社会医学模式"。

世界卫生组织提出了健康的以下十条标准:

(1)有充沛的精力,能从容不迫地担负日常工作和生活而不感到疲劳和紧张。

(2)态度积极,勇于承担责任,不论事情大小都不挑剔。

（3）精神饱满,情绪稳定,善于休息,睡眠良好。

（4）能适应外界环境的各种变化,应变能力强。

（5）自我控制能力强,善于排除干扰。

（6）体重得当,身体匀称,站立时头、肩、臂的位置协调。

（7）眼睛炯炯有神,善于观察,眼睑不发炎。

（8）牙齿清洁,无空洞,无痛感,无出血现象,牙齿和牙龈颜色正常。

（9）头发有光泽,无头屑。

（10）肌肉和皮肤富有弹性,走路轻松协调。

（二）心理健康的定义

美国心理学家杰哈塔关于"心理健康"定义最为著名,他提倡一种"积极的精神健康",认为心理健康主要包括六个方面的特征:

1.自我认知的态度　心理健康的人,能对自我做出客观的分析,对自己的体验、感情、能力和欲求等做出正确的判断和认知。

2.自我成长、发展和自我实现的能力　心理健康的人的心态绝对不会是消极的、厌世的或万念俱灰的,他会努力去实现自己内在的潜能,自强不息,即使遇到挫折也会成长起来,去追求人生真正的价值。

3.统一、安定的人格　心理健康的人能有效地处理内心的各种能量,使之不产生矛盾和对立,保持均衡心态。他对于人生有一种统一的认知态度,当产生心理压力和欲求不满时,有较高的抗压力及坚韧的忍耐力。

4.自我调控能力　对于环境的压力和刺激,能保持自我相对的稳定,并具有自我判断和决定的能力。不依附或盲从于他人,善于调节自我的情绪和能力,果断地决定自己的发展方向。

5.对现实的感知能力　心理健康的人,在现实生活中不会迷失方向,他能正确地认知现实世界,判断现实。

6.积极地改善环境的能力　心理健康的人,不会受环境的支配、控制,而是顺应环境,适应环境,并积极地发问、变革环境,使之更适应人的生存。在这样的环境中,他热爱人类,适当地工作和游戏,保持良好的人际关系,并有效率地处理、解决问题。

心理健康是指人的内心世界与客观环境的一种平衡关系,是自我与他人之间的一种良好的人际关系的维持,即不仅能获得确保自我安定感和安心感,还能自我实现,具有为他人的健康贡献、服务的能力。我国学者把心理健康的定义进行了以下八个方面的总结和概括:

（1）有幸福感和安定感。

（2）身心的各种机能健康;

（3）符合社会生活的规范,自我的行为和情绪适应。

（4）具有自我实现的理想和能力。

（5）人格统一和调和。

（6）对环境能积极地适应,具有现实志向。

（7）有处理、调节人际关系的能力。

（8）具有应变、应急及从疾病或危机中恢复的能力。

二、心理健康的标准

(一)美国人本主义心理学家马斯洛等对心理健康提出的十条标准

(1)充分的安全感;

(2)充分了解自己,并对自己的能力做适当的估价。

(3)生活的目标能切合实际。

(4)能与现实环境保持接触。

(5)能保持人格的完整与和谐。

(6)具有从经验中学习的能力。

(7)能保持良好的人际关系。

(8)适当的情绪表达及控制。

(9)在不违背集体要求的前提下,能做有限度的个性发挥。

(10)在不违背社会规范的前提下,对个人的需要能做恰如其分的满足。

(二)美国人格心理学家奥尔波特对心理健康提出的七条标准

(1)自我意识广延。

(2)良好的人际关系。

(3)情绪上的安全性。

(4)知觉客观。

(5)具有各种技能,并专注于工作。

(6)现实的自我形象。

(7)内在统一的人生观。

(三)我国著名心理学家林崇德对心理健康提出的十条标准

(1)了解自我:对自己有充分的认识和了解,并能恰当地评价自己的能力。

(2)信任自我:对自己有充分的信任感,能克服困难,面对挫折能坦然处之,并能正确地评价自己的失败。

(3)悦纳自我:对自己的外形特征、人格、智力、能力等都能愉快地接纳认同。

(4)控制自我:能适度地表达和控制自己的情绪和行为。

(5)调节自我:对自己不切实际的行为目标、心理不平衡状态、与环境的不适应性,能作出及时的反馈、修正、选择、变革和调整。

(6)完善自我:能不断地完善自己,保持人格的完整与和谐。

(7)发展自我:具备从经验中学习的能力,充分发展自己的智力,能根据自身的特点,在集体允许的前提下,发展自己的人格。

(8)调适自我:对环境有充分的安全感,能与环境保持良好的接触,理解他人,悦纳他人,能保持良好的人际关系。

(9)设计自我:有自己的生活理想,理想与目标能切合实际。

(10)满足自我:在社会规范的范围内,适度地满足个人的基本需求。

人的心理是知、情、意、行的统一体,心理健康是一个人整体的适应良好状态,综合国内外学者的观点,我们从心理活动、行为表现以及社会适应等方面可以归纳出心理健康的七条基本标准,即智力正常、情绪健康、意志坚强、人格健全、知行合一、人际和谐和社会适应良好。

三、心理应激与健康

人是一个有机的整体,人与自然环境、社会环境也是一个有机的整体,心理应激是人体健康十分重要的中间环节。适度的心理应激不但对个体的成长发展、功能活动可以起到积极的促进作用,过度的心理应激超过个体的适应承受能力,则可使机体的生理、心理产生损伤性的变化,致使人体免疫功能降低、抗病能力减弱,使已有的疾病加速或复发,还可使人罹患心身疾病。

(一)心理应激的概念

"应激"一词最初源于物理学,意思是"张力或压力"。1936年,加拿大著名的生理学家塞里将这个词引入到生物学和医学领域,第一个将外界刺激即应激源和疾病与健康联系起来,并将应激对个体持续刺激后出现的生理反应过程划分为三个阶段。

1.警觉阶段 当机体受到伤害性刺激之后,会产生一系列生理生化的变化,以唤起体内的整体防御能力,故亦称为动员阶段。主要表现有肾上腺素分泌增加,心率和呼吸加快,血压增高,出汗,手足发凉等。此时,全身血液优先供应到心、脑、肺和骨骼肌系统,以确保机体处于准备阶段。

2.阻抗阶段 生理和生化改变继续存在,合成代谢增强,如肾上腺皮质激素分泌增加,以增强应对应激源的抵抗程度。在大多数情况下,应激只引起这两个阶段的变化即达到适应,机体功能恢复正常。

3.衰竭阶段 如果应激源持续存在,阻抗阶段延长,机体会丧失所获得的抵抗能力,最终进入衰竭阶段,表现为淋巴组织、脾、肌肉和其他器官发生变化,导致躯体的损伤而产生所谓的"适应性疾病",甚至死亡。

美国心理学家拉扎洛斯对应激研究的贡献在于突出了认知评价这一心理因素的重要性,由于个体对情境的察觉和估价存在差异,因此个体对应激源作出的反应也就存在差异。

综上所述,心理应激是个体察觉到内外环境的需求和机体满足需求的能力不平衡时倾向于通过心理和生理反应所表现出的调节应对过程,反应可以是适应的或适应不良的。心理应激有时也称为心理社会应激、紧张状态、心理压力,或简称应激。

(二)应激源的分类

应激源又称应激因素,指任何能产生应激反应的有害刺激。应激源多种多样,不同学者有不同的分类,例如按不同环境因素,将应激源分为家庭环境因素(如父母离异、亲子关系恶劣、亲戚关系紧张)、工作或学习环境(如职业倦怠、升学、解职、入伍)、社会环境因素(如严重的自然灾害、交通事故、政局变化)三大类。

1.根据应激源的属性分类

(1)躯体性应激源:指作用于人的机体,直接产生刺激作用的刺激物,包括各种理化和生物刺激生物和疾病等。

(2)心理性应激源:包括人际关系的冲突,身体的强烈需求或过高期望,能力不足或认知障碍等。

(3)社会性应激源:包括客观的社会学指标经济、职业、婚姻、年龄、受教育水平等差异和社会变动性与社会地位的不合适,客观的社会学指标的变迁,个人的社会交往、生活、工作的变化,重大的社会政治、经济的变动等。

(4)文化性应激源:即因语言、风俗、习惯、生活方式、宗教信仰等改变造成的刺激或情境。

2.根据应激源的社会生活情况分类

(1)生活事件。

(2)日常生活中的困扰。

(3)工作相关的应激源。

(4)环境应激源。

3.根据应激源对个体的影响分类

(1)正性生活事件:指对个体的身心健康具有积极作用的事件。

(2)负性生活事件:指对个体产生消极作用的不愉快事件。

4.根据应激源的主客观性分类

(1)客观事件:即不以人们的主观意志为转移,他人也能明显体验到的事件,包括生老病死和天灾人祸等。这些事件能引起强烈的急性精神创伤或是延缓应激反应,即创伤后应激障碍(post traumatic stress disorder,PISD)。

(2)主观事件:以个体主观因素为主的事件。但这种划分是相对的,很多事件既具有客观性又具有主观性。

(三)心理应激与健康

心理应激对健康的影响,可以分为积极的和消极的两个方面。我们回顾人类的发展历史,就会发现人类面对风雪、雷电、水患火灾、地震、台风和海啸、恐怖袭击等应激性事件,不是像动物那样慌乱紧张、逃避奔跑,而是不断总结规律、积累经验,认识适应改造自然,造就了大批自然科学家,人类社会的战乱和文化的激烈冲突竞争虽然残酷,但同时也造就了出类拔萃的政治家、军事家和文化巨匠,可见心理应激对人的健康既有积极的影响也有消极的影响。

1.心理应激对健康的积极影响

(1)心理应激是个体成长和发展的必要条件:个体的成长发育取决于先天遗传和后天环境两个主要方面,心理应激可以被看作是一种环境因素。研究表明,在青少年时期,适度的心理应激可以提高个体后来在生活中的应对与适应能力,如青少年艰苦的家庭条件与生存环境,锤炼出坚强的意志,使他们在以后的各种艰难困苦面前应对自如,社会适应能力大大增强,所谓"穷人的孩子早当家"。缺乏心理应激的青少年,如父母和长辈溺爱,适应环境的能力较差,走向社会往往容易发生环境适应障碍和人际关系问题。

(2)心理应激是维持正常功能活动的必要条件:人的生理心理和社会功能都需要刺激的存在。一只刚出生的猫被蒙上眼睛两个月之后,由于失去了光线的刺激,它便终生失明。经常参加紧张的球赛,运动员的骨骼肌、心肺功能、神经反射功能、分析判断能力得到增强,紧张的学习生活、工作使人变得聪明熟练,不断增强了个体的生存适应能力。人在被剥夺感情或处于缺乏刺激的单调状态超过一定时间限度后,会出现幻觉、错觉和智力功能障碍等身心功能损害。

2.心理应激对健康的消极影响　当心理应激超过人的适应能力就会损害人的健康,因此,心理应激与疾病的发生发展都有密切的关系。20世纪70年代就有人提出"现代人类疾病一半以上与应激有关",到现在社会竞争更加激烈,人际关系更加复杂的21世纪,更多的疾病与应激有关。

(1)导致生理心理反应,机体出现身体不适与精神痛苦:强烈的心理刺激作用于体弱或应激能力差的人,便可发生这种情况。挫折和逆境磨砺意志、激发潜能和勇气,但持续的失败和失意就会让人出现不良的躯体反应,如疲惫、头昏、体倦乏力、心慌气短、失眠、心率加快和血压升高等症状,还可以出现各种焦虑、恐惧、强迫、易激惹、多疑等神经症表现,甚至出现情感性精神障碍和精神分裂样表现。

(2)加重已有的精神和躯体疾病,或使旧病复发:已患有各种疾病的个体,抵抗应激的心理生理功能较低,心理应激造成的心理生理反应,很容易加重原有疾病或导致旧病复发。研究发现,门诊神经症病人的心理应激程度与疾病的严重程度呈线性关系,高血压病人在工作压力增大时病情加重,冠心病人在争执或激烈辩论时应激发生心肌梗死等。

(3)导致机体抗病能力下降:人是心身的统一体,生理功能和心理状态相辅相成,身心相互联系相互影响,严重的心理应激必然引起个体过度的心理生理反应,造成内环境紊乱、器官系统的协调失常,人体阴阳平衡被打乱,致使机体的抗病能力下降,机体处于对疾病的易感状态。体内那些比较脆弱的器官和系统便极易首先受累而发病,如应激性胃溃疡。

本章小结

本章主要介绍了发展心理学的概念和主要研究内容,六个心理发展阶段的分期和心理活动特点,皮亚杰的心理发展阶段说与艾里克森的人格发展八阶段理论,以及心理健康的概念和特征,国内外标准,心理应激的概念,应激源的分类,心理应激对健康的影响,护理人员必须具备的健康心理和常见心理问题。学习重点为心理发展阶段各阶段的具体分期,青年期心理发展的特点,艾里克森关于人格发展的八个阶段,以及我国著名心理学家林崇德提出的十条心理健康标准,要求各位同学在学习过程结合今后护理实践岗位需要,必须熟悉儿童期和老年期心理发展的特点,并能够针对常见的心理问题采取科学的干预措施。

(邓尚平)

复习思考题

1.发展心理学的概念是什么? 心理发展有哪些基本特点?
2.请说出六个心理发展阶段的具体分期。
3.青年期有哪些心理活动特点?
4.世界卫生组织关于健康的十条标准和林崇德关于心理健康的十条标准各是什么?
5.心理应激有哪三个阶段? 应激源的分类有哪些?

第五章　心理评估与心理咨询、心理干预

📖 **学习目标**

- 了解心理评估的作用,掌握心理评估的常用方法。
- 掌握心理咨询的一般技术。
- 熟悉常见的心理危机及其分类。

📖 **知识点**

- 心理评估的方法及常用评定表;心理咨询的一般技术;护理人员进行心理干预的手段与一般技术。

第一节　心理评估

一、心理评估的概念与作用

(一)心理评估的概念

心理评估(psychological assessment):是指在生物、心理、社会、医学模式的共同指导下,综合运用谈话、观察、测验的方法,对个体或团体的心理现象进行全面、系统和深入分析的总称。

心理评估有广义和狭义之分,广义的心理评估是指对各种心理和行为问题的评估,可以在医学、心理学和社会学等领域运用。主要用来评估行为、认知能力、人格特质和个体和团体的特性,帮助作出对人的判断、预测和决策。

狭义的心理评估也叫临床评估,是指在心理临床与咨询领域,运用专业的心理学方法和技术对来访者的心理状况、人格特征和心理健康做出相应判断,必要时做出正确的说明,在此基础上进行全面的分析和鉴定,为心理咨询与治疗提供必要的前提和保证。

知识拓展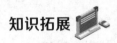

欧洲心理测验的出现与发展

弗兰西斯·高尔顿(Francis Galton)是第一个倡导心理测验的人。他于1884年在伦敦国际博览会上专门设立了一个"人类测量实验室",这一举动是心理测验史上第一个大规模系统地测量个体差异的尝试。高尔顿还是使用评定量表和问卷法的先驱,并且发展了分析个体差异资料的统计方法,不仅扩充了古特列特的百分位法,而且创造了粗浅的相关计算法。

1879年,冯特建立实验室研究个别差异。1890年,卡特尔提出心理测验程序,"心理测验"一词流传于世。1895年,美国心理学会成立心理测验委员会。1896年,委员会设计一系列量表,开始实测。1905年,比奈-西门智力测验问世。1916年,斯坦福-比奈量表问世,从此西方掀起了心理测验研究的热潮。20世纪40年代,韦氏测验问世。

心理测量在中国的起源与发展

公元六世纪初,南朝人刘勰的著作《新论·专学》中提到了类似现代"分心测验"的思想。在中国古代,"七巧板"是很常见的一种儿童玩具,其实它可以作为创造力测量的工具。中国古代心理测量的思想中包含着典型的东方文化特点:定性描述及带有道德判断色彩。

中国近代心理测量的出现

1916年,樊炳清先生首先介绍了比内-西蒙智力量表。1920年,北京高等师范学校和南京师范学校建立了我国最早的两个心理学实验室,廖世承和陈鹤琴先生在南京高等师范学校开设心理测验课。1921年,他俩正式出版《心理测验法》一书。1922年夏天,中华教育改进社聘请美国教育心理测验专家麦考尔来华讲学。1924年,陆志韦先生发表了《订正比内西蒙智力测验说明书》,30年代又与吴天敏再次做了修订。1931年由艾伟、陆志韦、陈鹤琴、萧孝嵘等倡议,组织并成立了中国测验学会。1932年《测验》杂志创刊。至抗战前夕,由我国心理学工作者制订或编制出的合乎标准的智力测验和人格测验约20种,教育测验50多种。

中国现代心理测量的发展

1936年,苏联在批判"儿童学"时扩大化,心理测验也被一概禁止。从1978年北京大学首建心理系开始,心理测验才重新得到恢复。1979年,林传鼎、张厚粲等以国外资料为参考,编制了少年儿童学习能力测验。1980年初,北师大心理系开设了心理测量课。1984年,在北京召开的第五届全国心理学年会上,成立了心理测验工作委员会,加强了测验工作的指导和监督。

(二)心理评估的作用

随着近几年来心理咨询的不断发展,我们也不断关注心理评估,那么心理评估在心理咨询中有什么样的作用? 有什么样的意义? 本文通过以下几点进行了具体分析,阐述了心理评估在心理咨询中的重要性。

1.有助于界定了解来访者的基本情况和主要问题　在进行心理咨询时,了解与来访者相关的家庭背景、职业、学历等非常复杂,咨询师要通过对来访者的心理评估,才能对这些基本情况和主要问题进行有效分析和把握。才能更好地为心理咨询打好基础。咨询师要注重对来访者的碎片化信息进行有效整理,尤其是来访者过去的经历,大多数心理疾病与来访者过去的经历有关。

2.有助于排除生理与药物的因素　心理咨询师在进行治疗时首先关注来访者的生理与药物因素,应先排除是不是这两方面的因素所导致的,如果发现是其原因应转医救治,采取有效措施进行治疗,以免耽误时间延误病情。

3.有助于辨别精神病性障碍或问题　有助于辨别危险性较大的精神病障碍,例如伤害自己与他人的想法或行为,较为严重的幻想或幻听症状,严重的抑郁或躁郁,酒精药物成瘾。这些危害性较大的精神病障碍,也应及早确认,以便及早进行治疗。

4.有助于判断是否需要将来访者转介到其他咨询机构　当出现以下五种情况时需要进行转介:

(1)咨询内容与咨询师不匹配。例如,来访者咨询的是婚姻问题,而这位咨询师还未结婚。来访者咨询的是子女教育问题,而咨询师还未有子女。咨询师缺乏相关知识经验,即来访者所咨询的问题与咨询师所具有的知识经验不匹配。

(2)来访者的个性与咨询师不相容。例如,来访者性情比较急躁,反应较快,而来访者则性情温和,反应较慢,这样就出现了不相容的现象,需要转介。

(3)来访者的价值观念与咨询师不相容。在价值观念上不相容,这是观点立场问题,这样很难进行有效的心理咨询。

(4)来访者与咨询师有私人关系。在这种情况下,虽然咨询师对来访者有较多了解,但来访者会出于某些私人关系的考虑,很难进行真诚有效的沟通。

(5)在来访者中有特殊背景。来访者如果有特殊背景,则需要对特殊背景有了解的专业人员进行心理咨询,这样不仅能够有效进行心理咨询,而且能保证心理咨询的有效性。

将转介事宜告诉来访者,委婉说明理由,强调是为了使来访者能获得更好的咨询服务。在转介的具体实施中要注意,适当介绍将要负责来访者咨询事宜的咨询师的长处和特点,使来访者对咨询师有良好的第一印象,有利于心理咨询的开展与实施。不要轻易介绍该来访者在原来的咨询中提供的一些隐私性较强的材料,也不应对新咨询师的咨询计划给予过多干预。尊重新咨询师的咨询计划,让他们在自然之中产生信任,顺利开展咨询计划。

5.有助于制订符合来访者情况的咨询计划　咨询师对来访者了解越多越有利于制订出良好的咨询计划。对于不同的来访者,针对不同病情,需要制订不同的咨询计划。一般情况下,咨询诊断有助于制订出病程,有助于设计出心理治疗的方法与策略,咨询师对来访者的全面了解,有助于制订出完整的治疗计划。

6.有助于及时了解和调控咨询过程,并检验咨询的有效性　在治疗过程中,来访者的病情是不断发生变化的,因此咨询师的治疗策略与方法也要及时作出有效调整,才能保证心理咨询的有效性。

7.有助于心理专业人员在临床工作上的沟通　当所有临床工作者,包括医护人员和心理卫生人员使用同一治疗方法时,有助于相互之间的交流与沟通,在不断的交流沟通中,达成共识,制订出有效治疗方案。通过最有利的合作策略解决来访者的问题。

8.有助于诊断与治疗的相关研究 在临床研究上,针对不同心理疾病的不同诊断结果,需要对患病率进行研究。同时对心理诊断效果进行有效评估,这些都需要正确诊断,以作为以后研究的相关资料。

虽然心理咨询在我国的发展尚未成熟,但由心理评估在心理咨询中的作用可知心理评估的重要性。因此,我们在进行心理咨询时要认真做好心理评估,使心理咨询顺利进行。

(三)评估的不同阶段

1.受理阶段的心理评估 此阶段的评估任务是收集来访者的相关资料,对来访者的问题状态、背景信息有初步判断,来鉴别来访者是否接受该机构的所能提供的心理咨询与治疗,特别是对于那些有明显的精神疾病特质,需要专业医疗机构介入的来访者,需要评估进行转介。

2.咨询初期的心理评估 在心理咨询的初期,通过受理和初期访谈,主要评估咨询者三个方面。

(1)来访者基本情况的评估:姓名、性别、个人经历、家庭环境、受教育程度和是否正在服用精神类药物等。

(2)来访者的主要问题、心理状态等资料的评估。

(3)来访者的主要问题和心理状态的评估。

3.咨询中期的心埋评估 随着心理咨询的开展,评估工作变得尤为重要。心理咨询取得成功的前提之一是咨询者要明确咨询的方向、目标和计划,在咨询的过程中,咨询师需要和来访者一起商定咨询的目标以及后期目标的调整,这些都是建立在心理评估的基础之上的。

4.咨询的后期的心理评估 双方的咨询关系即将结束,此时心理评估能够对来访者的问题解决起到巩固作用。

(1)咨询师需要评估咨询的目标是否已经达成,如果来访者没有发生积极的改变,需要对整个咨询过程的咨询关系和咨询目标进行反思,并作出调整。

(2)咨询者将评估的结果告诉来访者,让来访者明确自己的改变,促进问题的巩固和解决。

(3)咨询者评估来评估来访者是否对咨询师有依赖感、咨询结束产生失落感。

5.转介的心理评估 心理评估是咨询者确定是否将来访者转介的依据之一。是否转介,需考虑下面的内容。

(1)首先明确来访者是正常人,但经过评估后是具有严重心理障碍或精神症状的来访者,应将转介。

(2)大部分的咨询者都有自己擅长的解决的问题,特别对于初学者,不要接待那些自己不太熟悉或者是把握性不大的心理问题来访者。

(3)即使对于咨询者而言,都有自身未完成的事件,所以咨询者除了评估来访者的心理问题外,还要对自身的心理进行评估。

6.对危机事件的心理评估 有时心理咨询会遭受心理问题危机的来访者,此时心理评估就非常重要,这种评估被称为危机评估。危机评估是危机心理援助的第一步,有助于危机的顺利解决和消除。

二、心理评估人员的职业要求

(一)专业知识

心理评估大致可分为能力评估、人格评估、精神状态评估、社会生活事件的评估等。

(二)心理素质

良好的心理评估者应具备适合本工作的一些心理品质:

1.敏锐的观察能力　对病人表情的观察时,除面部表情外,姿势、体态、动作、语速、声调等的表情作用也不可忽视。人类表情方式有许多共性,但不同民族之间或某些病例情况下又会出现特殊的表情,这些都应在观察中加以注意。

2.通情能力　指能分享他人的情感,或者说能设身处地地理解别人的思想感情和性格。不通情的人,也就不能做到对被评估者的通情。

3.能力(智力)水平　心理评估者,本身应该具有良好的智力品质。在形成概念,理解"弦外之音"善于利用线索,进行综合分析以及利用经验等方面亦是有益的。

4.自知之明　心理评估者应对自己有比较清晰的认识,只有认识自己才能认识他人。在心理评估中,才能做到无偏见,处理事件时不盲目自信,也不轻信盲从,做到恰如其分的评估。

5.社交能力　心理评估者具有情绪稳定、有理性、对人有兴趣、乐于助人的优秀品质,是成为优秀评估人员的基础。

6.心理评估者的职业道德　严肃对待,保护被试者利益,管理好心理评估工具。

三、心理评估方法及常用人格和临床评定量表

(一)心理评估的方法

心理评估是运用系统的方法对收集到的信息进行相关分析,主要方法包括观察法、调查法、实验法等。

1.观察法　观察法是指研究者根据一定的研究目的、研究提纲或观察表,用自己的感官和辅助工具去直接观察被研究对象,从而获得资料的一种方法。科学的观察具有目的性、计划性、系统性和可重复性。常见的观察方法有核对清单法、级别量表法、记叙性描述。观察,一般利用眼睛、耳朵等感觉器官去感知观察对象。由于人的感觉器官具有一定的局限性,观察者往往要借助各种现代化的仪器和手段,如照相机、录音机、显微录像机等来辅助观察。

观察法包括自然观察法、设计观察法、掩饰观察法、机器观察法等。自然观察法是指调查员在一个自然环境中(包括超市、展示地点、服务中心等)观察被调查对象的行为和举止。设计观察法是指调查机构事先设计模拟一种场景,调查员在一个已经设计好的并接近自然的环境中观察被调查对象的行为和举止。所设置的场景越接近自然,被观察者的行为就越接近真实。众所周知,如果被观察人知道自己被观察,其行为可能会有所不同,观察的结果也就不同,调查所获得的数据也会出现偏差。掩饰观察法就是在不为被观察人、物或者事件所知的情况下,监视他们的行为过程。在某些情况下,用机器观察取代人员观察是可能的

甚至是所希望的。在一些特定的环境中,机器可能比人员更便宜、更精确和更容易完成工作。

用观察法时应注意以下原则:全方位原则,在运用观察法进行社会调查时,应尽量以多方面、多角度、不同层次进行观察,搜集资料;求实原则,观察者必须密切注意各种细节,详细做好观察记录,确定范围,不遗漏偶然事件,积极开动脑筋,加强与理论的联系;必须遵守法律和道德原则。

观察法可以在以下情况下使用:对研究对象无法进行控制;在控制条件下,可能影响某种行为的出现;由于社会道德的需求,不能对某种现象进行控制。为避免主观臆测和偏颇,应遵循以下四条:每次只观察一种行为;所观察的行为特征应事先有明确的说明;观察时要善于捕捉和记录;采取时间取样的方式进行观察。

观察法的主要优点是:它能通过观察直接获得资料,不需其他中间环节。因此,观察的资料比较真实。在自然状态下的观察,能获得生动的资料。观察具有及时性的优点,它能捕捉到正在发生的现象。观察能搜集到一些无法言表的材料。观察法的主要缺点是:受时间的限制,某些事件的发生是有一定时间限制的,过了这段时间就不会再发生。受观察对象限制。如研究青少年犯罪问题,有些秘密团伙一般不会让别人观察的。受观察者本身限制。一方面人的感官都有生理限制,超出这个限度就很难直接观察;另一方面,观察结果也会受到主观意识的影响。观察者只能观察外表现象和某些物质结构,不能直接观察到事物的本质和人们的思想意识。观察法不适应于大面积调查。

2.调查法 为了达到设想的目的,制订某一计划全面或比较全面地收集研究对象的某一方面情况的各种材料,并作出分析、综合,得到某一结论的研究方法,就是调查法。它的目的可以是全面把握当前的状况,也可以是为了揭示存在的问题,弄清前因后果,为进一步的研究或决策提供观点和论据。

调查法是通过书面或口头回答问题的方式,了解被测试者的心理活动的方法。其主要优点是:能在短时间同时调查很多对象,获取大量资料,并能对资料进行量化处理,经济省时。其主要缺点是:被测试者由于种种原因可能对问题作出虚假或错误的回答。

调查法包括访谈法、电话调查法、问卷调查法等。

(1)访谈法:是指研究人员通过与被调查者直接交谈,来探索被调查者的心理状态的研究方法。访谈调查时,研究者与被调查对象面对面的交流,针对性强,灵活真实可靠,便于深入了解人或事件的多种因素结合内部原因,但访谈法比较花费人力和时间,调查范围比较窄。就其形式而言,访谈可以是个别访谈,即与被调查者逐个谈话;也可以是集体访谈,即以座谈会的形式展开访谈;还可以是非正式或正式访谈;非正式访谈不必详细设计访谈问题,自由交谈,根据实际情况展开,而正式访谈有预先的较完善的计划,按部就班地进行。

访谈过程由以下四个步骤:①访谈开始,应向被调查者说明访谈的目的和基本要求。②逐步提问,倾听回答。对于谈话要收集的内容可以用脑记,也可以笔记,还可以用录音机记录,以备以后整理分析。③访谈结束,要专门对材料作整理,形成陈述性材料,并做一定的统计性整理。④与问卷调查一样,最后要得出结论性的东西。例如,被调查问题的现状、性质,产生问题的原因等,并随之提出建议、意见。

(2)电话调查法:是指研究人员通过电话向被调查者进行问询,了解所需情况的一种调查方法。由于彼此不直接接触,而是借助于电话这一中介工具进行,因而是一种间接的调查方法。

访谈法的主要优点是:花钱耗时不多,能调查较多的人。主要缺点是:不像访谈法那样可以采用多种方式详细询问和解释问题,使被调查者对问题不发生误解。这种方法对于已普及电话的地区较为适用,而对电话还不够普及的地方就不太适用。

(3)问卷调查法:问卷即是书面提问的方式。范围大一些的调查,常采用问卷的方式进行。问卷调查通过收集资料,然后作定量和定性的研究分析,归纳出调查结论。采用问卷调查方法时,最主要的当然是根据需要确定调查的主题,然后围绕它,设立各种明确的问题,作全面摸底了解。常用的问卷调查法有四种形式:选择法、是否法、计分法、等级排列法。

问卷调查法的主要作用是:为研究人员提供既定研究课题的第一手材料和数据,揭露现实存在的问题,暴露矛盾,通过不断解决内外部的各种矛盾促进发展;为各部门制定政策、规则、改革提供事实依据,为实现不同层次和不同要求的管理和教育预测服务;明了所研究问题的现状,发现新的研究课题、先进的经验或存在的问题,并提出解决问题的新见解、新理论。

调查法是科学探究常用的方法之一,调查时要明确调查目的和调查对象,制定合理的调查方案,如实记录,对结果进行整理和分析,有时还要用数学方法进行统计。常用的调查方法有普查法和抽样法等。其主要特点是:以问题的方式要求被调查者针对问题进行陈述的方法。调查法能搜集到难以从直接观察中获得的资料。通过调查,研究者可以搜集到人们对某些现象的评价、社会舆论等精神领域的材料。调查法应用不受时间、空间的限制。在时间上,观察法只能获得正在发生着的事情的资料,而调查法可以在事后从当事人或其他人那里获得有关已经过去的事情的资料。在空间上,只要研究课题需要,调查法甚至可以跨越国界,研究数目相当大的总体以及一些宏观性的教育问题,如有关当代青少年问题的国际比较研究,教育普查,经济贫困国家儿童营养状况调查等。调查法还具有效率较高的特点,它能在较短的时间里获得大量资料。调查过程本身能起到推动有关单位工作的作用。由于调查法不局限对于研究对象的直接观察,它能通过间接的方式获取材料,故有人把调查法称为间接观察法。

3.实验法　实验法是指有目的地控制一定的条件或创设一定的情境,以引起被试的某些心理活动进行研究的一种方法。研究者通过有意改变或设计的社会过程中了解研究对象的外显行为。实验法的依据是自然和社会中的现象和现象之间相当普遍地存在着一种相关关系或因果关系。

(1)实验室实验法:是指在实验室内利用一定的设施,控制一定的条件,并借助专门的实验仪器进行研究的一种方法,是探索自变量和因变量之间的关系的一种方法。实验室实验法便于严格控制各种因素,并通过专门仪器进行测试和记录实验数据,一般具有较高的信度,通常多用于研究心理过程和某些心理活动的生理机制等方面的问题,但对研究个性心理和其他较复杂的心理现象。因此,这种方法仍有一定的局限性。

(2)自然实验法:是指在日常生活等自然条件下,有目的、有计划地创设和控制一定的条件来进行研究的一种方法。自然实验法比较接近人的生活实际,易于实施,又兼有实验法和观察法的优点,所以这种方法被广泛用于研究教育心理学、儿童心理学和社会心理学的大量课题。

(二)常用人格和临床评定量表

人格测验又称个性测验,测量个体行为独特性和倾向性等特征,是对人格特点的揭示和描述,主要涉及情感或行为的非智力方面,通常包括气质或性格类型的特点、情绪状态、人际关系、动机、兴趣和态度等。

人格测验的分类:问卷法(自陈式)、投射法、情境法、评定法。最常用的方法有问卷和投射技术。问卷法由许多涉及个人心理特征的问题组成,进一步分出多个维度或分量表,反映不同人格特征。常用人格问卷有艾森克人格问卷(EPQ)、明尼苏达多项人格测验(MMPI)和卡特尔16因素人格测验(16PF)。投射技术包括几种具体方法,如罗夏克墨迹测验(RIBT)、主题统觉测验(TAT)、房树人测验(HTP)等。

1.明尼苏达多项人格测验　是由明尼苏达大学教授哈瑟韦和麦金力于40年代制定的,是迄今应用极广、颇富权威的一种纸-笔式人格测验。该问卷的制定方法是分别对正常人和精神病人进行预测,以确定在哪些条目上不同人有显著不同的反应模式,因此该测验最常用于鉴别精神疾病。

2.艾森克人格问卷　是英国伦敦大学心理系和精神病研究所艾森克教授编制的。他搜集了大量有关的非认知方面的特征,通过因素分析归纳出三个互相成正交的维度,从而提出决定人格的三个基本因素:内外向性(E)、神经质(N,又称情绪性)和精神质(P,又称倔强、讲求实际)。人们在这三方面的不同倾向和不同表现程度,便构成了不同的人格特征。艾森克人格问卷是目前医学、司法、教育和心理咨询等领域应用最为广泛的问卷之一。

3.卡特尔十六人格因素测验　是美国伊利诺州立大学人格及能力测验研究所卡特尔教授经过几十年的系统观察和科学实验,以及用因素分析统计法慎重确定和编制而成的一种精确的测验。这一测验能以约45 min的时间测量出十六种主要人格特征,凡具有相当于初三以上文化程度的人都可以使用。本测验在国际上颇有影响,具有较高的效度和信度,广泛应用于人格测评、人才选拔、心理咨询和职业咨询等工作领域。该测验已于1979年引入国内并由专业机构修订为中文版。十六种人格因素是各自独立的,相互之间的相关度极小,每一种因素的测量都能使被试某一方面的人格特征有清晰而独特的认识,更能对被试人格的十六种不同因素的组合作出综合性的了解,从而全面评价其整个人格。

4.罗夏克墨迹测验　是瑞士精神病学家罗夏克于1921年创立的。罗夏克是首次提出并应用人格评估投射技术的人。测验共有10张墨迹图:5张黑色,图案浓淡不一;2张红黑两色构成;其余3张是多色混合构成。在实施测验过程中,分为三个阶段:第一阶段是自由联想,主测的人对任何问题都不置可否,也不提任何问题;第二阶段是追查受测者的反应是根据图片哪一部分作出的,是哪些因素刺激了这些反应;第三阶段称为极限试探阶段,如果受测者对这些图片没有最普通的反应,主持测试者可能就得给予受测者最大限度的提示,来确定他是否能从图片中看到某些具体内容。在对测验解释的过程中,罗夏克墨迹测验关心的是受测者对图形知觉过程的途径、理由及内容。如果受测者的知觉途径和墨迹图的建构过程相符合,则说明受测者的心理机制完好正常,他的现实定向是完善的;反之,受测者的心理机制就是残缺不全的,或者说机能不足,有不切实际的幻想或异常的行为,现实定向不良。与标准化的心理测验相比,RIBT的信度、效度均不理想。

5.主题统觉测验　是投射测验中与罗夏墨迹测验齐名的一种测验工具,于 1935 年编制完成。由 30 张黑白图片组成。根据被试的年龄、性别采用其中 20 张进行测试。要求被试根据图片讲故事,每个故事约 15 min。TAT 对于了解被试与其父母的关系及障碍尤为有用。记分时要同时考虑故事的内容(情节、心理背景等)和形式(如长度、种类等)。TAT 适用于各种年龄和不同种族。但为了更好地研究不同的对象,TAT 还产生了多种变式,如儿童统觉测验、黑人统觉测验等。

6.房树人测验　又称屋树人测验,它开始于 John Buck 的"画树测验"。John Buck 于 1948 年发明此方法,受测者只需在三张白纸上分别画屋、树及人就完成测试。而动态屋、树、人分析学则由 Robert C.Burn 在 1970 年发明,受测者会在同一张纸上画屋、树及人。这三者有互动作用,例如,从屋及人的位置与距离都可看出受测者与家庭的关系,所以这两种分析学多数会结合使用。

第二节　心理咨询

一、心理咨询的概念、原则与形式

(一)心理咨询的概念

心理咨询(counseling)是指运用心理学的方法,对心理适应方面出现问题并企求解决问题的求询者提供心理援助的过程。需要解决问题并前来寻求帮助者称为来访者或者咨客,提供帮助的咨询专家称为咨询者。来访者就自身存在的心理不适或心理障碍,通过语言文字等交流媒介,向咨询者进行述说、询问与商讨,在其支持和帮助下,通过共同的讨论找出引起心理问题的原因,分析问题的症结,进而寻求摆脱困境解决问题的条件和对策,以便恢复心理平衡,提高对环境的适应能力,增进身心健康。

对心理咨询的解释可以分为广义和狭义。广义的心理咨询包括心理咨询和心理治疗,有时心理检查、心理测验也被列为心理咨询的范围。狭义的心理咨询不包括心理治疗和心理检查、心理测验,只局限于咨访双方通过面谈、书信、网络和电话等手段向来访者提供心理救助和咨询帮助。

(二)心理咨询基本原则

1.保密性原则　咨询人员应对来访者的有关资料给予保密,不得对外公开来访者的姓名、个人情况等;尊重来访者的个人隐私权,不能在咨询室以外的其他地方随意谈论来访者的问题。如因工作需要不得不引用咨询事例时,应对材料进行适当处理,不得公开来访者的真实姓名、单位或住址。

2.客观立场原则　咨询人员在心理咨询过程中应保持客观、中立的立场,不以咨询人员自身的价值观评判来访者的心理和行为,更不对来访者进行批评或指责。

3.专业能力限定原则　咨询人员的主要目的是帮助来访者分析问题的所在,培养来访者积极的心态,树立自信心,让来访者的心理得到成长,自己找出解决问题的方法。当来访者面临的问题超出咨询人员的专业能力范围时,心理咨询人员应主动、及时地把当事人转介到合适的心理咨询机构。

4.时间、感情限定的原则　心理咨询必须遵守一定的时间限制。咨询时间一般规定为每次 50 min 左右(初次受理时可以适当延长),不能随意延长咨询时间或间隔。咨访关系的确立是咨询工作顺利开展的关键,是咨询者和来访者心理的沟通和接近。但这是有限度的。来自来访者的劝诱和要求,即便是好意,在终止咨询之前应该予以拒绝。

5.“来者不拒、去者不追”的原则　心理咨询人员在向来访者提供咨询服务时,应给予来访者自己的意愿,到心理咨询室求询的来访者必须出于完全自愿,这是确立咨访关系的先决条件。“来者不拒”,指对来访者积极提供可能的帮助;“去者不追”,指在心理咨询过程中,来访者退出或离开,应及时安排,做好结束咨询工作,不必勉强建议来访者继续进行心理咨询服务。

6.重大决定延期的原则　心理咨询期间,由于来访者情绪过于不稳和动摇,应规劝其不要轻易做出如退学、转学等重大决定。在咨询结束后,来访者的情绪安定、心境得以整理之后做出的决定往往不容易后悔或反悔的比率较小。就此应在咨询开始时予以告知。

(三)心理咨询的形式

1.门诊心理咨询　包括精神病院、综合医院、学校、科研机构所属的或私人开设的心理门诊和咨询、治疗中心。门诊咨询的对象主要是各种神经症、心身疾病、人格障碍、性障碍、情绪失调的病人和存在心理困扰的正常人。门诊心理咨询工作的承担者为心理学家、受过心理咨询训练的医生、社会工作者等,工作方式主要采用咨询者和来访者直接面谈。这种方式首先有利于消除来访者的顾虑和心理屏障,咨询可以进行得比较深入、彻底,咨询者也可以根据来访者的具体情况,调整咨询或治疗的策略。门诊心理咨询因其较好的隐蔽性、系统性,因而是心理咨询中最为主要和有效的方法。

门诊心理咨询也可以进行团体咨询,比如近二三十年来某些西方国家出现的自助咨询小组,通常由一位或两位心理学专家主持,由六七名至十一二名左右成员参加,定期进行聚会,经过十几次治疗会谈,借助于团体的形成与关系的建立,进行团体的咨询与治疗。团体治疗成员的背景、年龄、性别及所属心理问题可以相似,也可以不同。团体咨询和治疗的最大好处是让团体成员在团队形成、与人相处过程中消除心理病症和困惑,团体的情感支持、群体的相互学习和正性体验在咨询与治疗中发挥着有益的作用。

2.书信心理咨询　顾名思义,是通过书信的形式进行的,多用于路途较远或不愿暴露身份的求助者。帮助者根据求助者来信中所描述的情况和提出的问题,进行疑难解答和心理指导。书信心理咨询的优点是较少避讳,缺点是不能全面的了解情况,只能根据一般性原则提出指导性的意见。求助者的来信往往杂乱无章,所述问题往往过泛过滥,有些甚至超出了心理咨询的范围。因此,一些心理咨询机构在接到求助者的信件时,往往给求助者寄去心理咨询的专用病史提纲,或者相应的心理或行为自评量表,让求助者按规定的形式填写后寄回,这样可以使书信心理咨询更加规范。由于方法学上的困难,对于书信心理咨询的效果不太好统计研究,但是实际工作中表明,书信咨询对于某些求助者还是很有帮助和益处的。对于比较严重的问题,咨询机构的人员可以在书信中建议求助者前来当面咨询。

3.专栏心理咨询　专栏心理咨询是通过报纸、杂志、电台、电视等传播媒体,介绍心理咨询、心理健康的一般知识,或针对一些典型问题进行分析、解答的一种咨询方式。目前,国内有许多报纸、出版物都开辟有心理咨询的专栏,包括一些专门的心理咨询、心理卫生的刊物、医学杂志、科普读物等。许多电台、电视台等也有相关的节目。严格地说,这种形式的心理咨询的作用更多的是普及和宣传相关的知识,而非真正的心理咨询,其优点是覆盖面大科普性强,缺点是针对性不强。

4.电话心理咨询　电话心理咨询也是心理咨询的一种常见形式,它的起源是21世纪50年代在国外开设的热线电话,旨在防止心理危机所导致的恶性事件,如自杀、暴力行为等,由此,也出现了"危机干预"一词。这类服务的电话号码像火警、匪警电话一样有专用号码,人人皆知,电话中心有专门的咨询人员24小时值班,有条件的还设有流动的急诊小组。这种咨询电话在挽救生命、防止恶性事件发生方面有很好的效果,因而被喻为"生命线""希望线"。

另外,也出现了一些以心理咨询为名义的收费电话服务,如××热线、××专线等。对于这些服务形式,还应做进一步的规范,通过电话聊天、解闷或传授一些知识不能算作是心理咨询。

5.现场心理咨询　现场心理咨询是指心理咨询工作者深入到学校、家庭、机关、企业、工厂、社区等地方,现场接待来访者,这种形式对于一些有共同背景或特点的心理问题有较好的效果。现场心理咨询发展最深入的是家庭心理治疗,已经逐渐发展为一种独立的咨询治疗形式,家庭治疗把重点放在家庭各成员之间的人际关系上,通过组织结构、角色扮演联盟与关系等方式了解这个小群体,以整个家庭系统为对象,发现和解决问题。

二、心理咨询的程序与注意事项

(一)心理咨询的过程

1.进入与定向阶段　①建立辅导关系;②搜集相关资料,以利初步界定问题,明确辅导需要;③初步了解当事人的个人、环境资源,做出接案决定和辅导安排。

2.问题—个人探索阶段　①建立良好的关系;②搜集有关资料,以进一步界定和理解问题;③协助当事人进行自我探索,达到对当事人的深入了解。

3.目标与方案探讨阶段　①激发当事人改变的动机;②处理好当事人的期望和目标的关系;③咨询师要明了现有的干预手段和自己能力的局限;④咨询目标的确定要以当事人为主,咨询师起辅助作用。

4.行动/转变阶段　①避免让当事人变成一种被动、接受、依赖的角色;②保持灵活性;③要注意治疗收获在实际生活中的迁移应用情况;④行动/转变阶段要经常进行评估,即根据已确定的目标,看咨询和治疗实际取得了多大进展。

5.评估/结束阶段　①评估目标收获;②处理关系结束的问题,即分离焦虑;③为学习的迁移和自我依赖做准备;④最后一次会谈。

(二)心理咨询的注意事项

1.充分地尊重和温暖来访者　尊重来访者,要求治疗者要能接受对方,能容忍甚至接受对方的不同观点、习惯等。要求咨询人员不能将自己视为高人一等的专家,而应以平等的身份看待前来求询的人。卡普兰曾经指出,建立咨询关系最重要的方面就是咨询者和来访者的平等地位。经验表明,咨询人员的等级观念将增加求询者的压抑感和不满情绪,从而将使咨询过程一开始即罩上不愉快的阴影。

有一位来访者曾找过一位有名的咨询者咨询,去了两次就再也不去了,因为那位咨询者对她说:"你就是得跟着我的思路走。"她不服气,再也不想去了。因此,再碰到来访者与我们有不同意见的时候,我们可以采取这样的说法:"虽然我也许不同意你的这种说法,但我仍认为你有权利这么看此事。"这样就能让来访者充分地感受到你对他的尊重,他才能真正地向你敞开心扉,使你获得更多的有价值的信息。

温暖是咨询者对来访者的主观态度的体现,他不仅是以语言来表达的,而是通过咨询者的言谈话语、姿势、动作、眼神、表情流露出来的,是很难装出来的。因此,咨询者必须真正地去喜欢他、尊重他,并且愿意帮助他。

2.咨询人员要以积极的态度看待来访者　这要咨询者注意强调他们的长处,利用其自身的积极因素来促进他们的成长。这种观念的出发点是这样的,如果你想帮助你的来访者,使其有所改变,你就必须相信他是能够改变的,而且他现在自身已经具有一些积极因素。否则,如果你认为对方是顽石,那么任何的帮助都只能是徒劳无功的。而且更重要的是,如果你不相信对方会接受帮助,你的来访者就会接受这种信息,他在咨询中就可能真的不会有所收获。

3.咨询场所的选择　任何交际活动都是要有适当的场合与之相配合、相呼应才能烘托出效果。心理咨询是对一个人心灵的探索历程,为使求助者能毫无保留地公开自己的内心,宣泄自己的情绪,反省自己的思想,唯有咨询室提供的特定空间是最恰当的。它能使咨助双方避开其他外来因素的干扰,专注地投入到交谈和思考之中去。当然,咨询室的布置也是有讲究的,它的布置不要求豪华,但一定要优雅、温馨。咨询老师与咨询者的位置也要有所考究。最好不是面对面的医患关系,这样会对咨询者产生压力。当然,也不一定非要严格按照90°的角度,主要是随意。如果学校不能保证有咨询室,也可以选择其他相对安静的隐秘之处。例如,有的学校在教师办公室、学校行政楼做咨询,人来人往,学生每次看到有人来就很紧张,特别是当有自己的班主任或同学进来,更是显得惴惴不安,非常影响谈话效果甚至谈话无法进行。

4.处理好开场白,建立平等信赖的关系　建立平等信赖的关系是咨询能否取得成效的前提和基础。最开始进来,他们都会比较紧张。有的同学可能是下了很大的决心才走进了咨询室的门。如果我们一开始就很严肃地问"你有什么问题?"一定会把他们吓跑的,即使你是满脸堆笑,也会被认为是"一只披着羊皮的狼"。所以,咨询的开始并不以"开门见山""单刀直入"好。我们可以以朋友的姿态与之闲聊,让她觉得你值得信赖,从而减轻心理负担,也才可能对你敞开心扉,畅所欲言。因此,开场白就显得尤为重要。比如,你可以先招呼他坐下,然后问问他平时爱好是什么,再聊聊他的爱好,这样比较有共同话题。例如,处理上网问题时,可以告诉他,老师也很喜欢上网,现代社会也离不开;处理早恋问题,可以先祝贺他,老师由衷地祝贺你长大了。这些开场白和其他老师的指责论调是截然不同的,让他产生"他乡遇故知"的感觉,这样的心理气氛就非常有利于接下来的咨询。

5.要学会与病人共情　所谓共情,按罗杰斯的说法就是能体验他人的精神世界,就好像那是自身精神世界的一种能力。它涉及进入对方个人的精神领域,并能够理解这个精神世界。如果做不到这一点就会导致对方认为你不理解他,不懂得他正在经历的一切,或者是根本就不关心他的事情。

6.学会倾听　倾听在心理咨询中是非常重要的一环节,因为每个人都有倾诉心声的心理需要,特别是前来咨询的学生,更是有满肚子的话想要说。我们只有认真听他倾诉,才能找出他产生心理问题的原因。

在倾听中首先得有耐心。最开始做咨询时,老有"好为人师"的心理,听完一点,就马上告诉学生你应该怎样才能解决,结果并没有解决好问题。因为有的同学的诉说往往是从边缘问题开始,如果你缺乏耐心,就会丧失抓住主要问题的时机。还有,有的同学的问题本身是一个小问题,他自己也知道如何解决,他只是在找一个合适的倾听者而已,他说完,问题也就解决了。

在倾听中也要学会适时引导。因为,有的学生的叙述可能拉拉杂杂一大堆,如果你只是单纯性地听,时间恐怕也浪费不起。所以,在听的过程中,要抓住他每个问题背后的问题,再加以引导,找出最核心的问题。比如,有一次一个同学咨询时,一会儿是说老师看不惯他,家长不喜欢他,一会儿是自己很努力,成绩却没法上升。我就抓住他说的学习很努力来问他"你是怎么努力的?"他说每天晚上看书都看到很晚。我就接着问他"那请问你看书的几个小时,收获有多大?"他一下就愣了,不好意思地回答好像没翻几页。那我就问"那在想什么呢?"最后,才找到了问题的根源,是他喜欢上了一个人。

7.要真诚可信　对于这一点,最简单的解释就是要开诚布公地与来访者交谈,直截了当地表达你的想法,而不要让来访者去猜测你谈话中的真实含义,或去想象你所做的一切是否还包括了什么其他信息。这里面包含了两方面的内容:一方面是治疗者要真实的对待自己;另一方面要真诚地对待来访者。

三、心理咨询的一般技术

(一)建立良好咨询关系的方式

1.尊重　在价值、尊严、人格等方面与求助者平等,把求助者作为有思想感情、内心体验、生活追求和独特性与自主性的活生生的人去对待。应当体现为:对求助者现状、价值观、人格和权益的接纳、关注和爱护。

2.真诚　指咨询师在咨询过程中对来访者真挚诚恳,不特意取悦对方,不因自我防御而掩饰,不回避自己的失误和短处,直截了当地表达自己的想法。真诚能换取信任和喜爱,还能给求助者一种安全感。但要注意,不能把真诚理解为简单说实话,咨询师的言行要有助于来访者的成长。

3.共情　共情是指体验别人内心世界的能力。它包括三方面的含义:咨询师借助求助者的言行,深入对方内心去体验他的情感、思维;咨询师借助于知识和经验,把握求助者的体验与他的经历和人格之间的联系,更好地理解问题的实质;咨询师运用咨询技巧,把自己的共情传达给对方,以影响对方并取得反馈。共情需要理性,而不能代替当事人做感性判断,"共情"不代表乱用同情心,那只是为了帮助他人导入积极、乐观、向上的情绪。

(二)参与性技术

1.倾听　倾听是心理咨询的第一步,是建立良好咨询关系的基本要求。倾听既可以表达对求助者的尊重,同时也能使对方在宽松和信任的情况下诉说自己的烦恼。倾听时,咨询师要能认真、有兴趣、设身处地去听,并适当地表示理解,不要有偏见,不做价值评价。

2.开放式询问与封闭式询问　开放式询问通常使用"什么""如何""为什么""能不能""愿不愿意"等词来发问,让求助者就有关问题、思想、情感给予详细的说明。

封闭式询问通常使用"是不是""对不对""要不要""有没有"等词,而回答也是"是""否"式的简单答案。

(三)鼓励和重复技术

1.鼓励　即直接地重复求助者的话或仅以某些词语,如"嗯""讲下去""还有吗"等,来强化求助者叙述的内容并鼓励其进一步讲下去。

2.内容反应　也称释义或说明,是指咨询师把求助者的主要言谈、思想加以综合整理,再反馈给求助者。

3.情感反应　与释义很接近,但有所区别,释义着重于求助者言谈内容的反馈,而情感反应则着重于求助者的情绪反应。

4.具体化　指咨询师协助求助者清楚、准确地表述他们的观点、所用的概念、所体验到的情感以及所经历的事件。

5.总结　是指咨询师把求助者的言语和非言语行为包括情感综合整理后,以提纲的方式再对求助者表达出来。

(四)影响性技术

1.面质　又称质疑、对质、对峙、对抗、正视现实等,是指咨询师指出求助者身上存在的矛盾。

2.解释　即运用某一种理论来描述求助者的思想、情感和行为的原因、实质等。

3.指导　即咨询师直接地指示求助者做某件事、说某些话或以某种方式行动。指导是影响力最明显的一种技巧。

4.情感表达　是指咨询师告知自己的情绪、情感活动状况,让求助者明白,即为情感表达。

5.内容表达　是指咨询师传递信息、提出建议、提供忠告、给予保证、进行褒贬和反馈等。

6.自我开放　也称自我暴露、自我表露,指咨询师提出自己的情感、思想、经验与求助者共同分享。

(五)消除阻抗的方式

阻抗是人对于心理咨询过程中自我暴露与自我变化的抵抗。其表现形式,从讲话程度上分:沉默、寡言、赘言;从讲话内容上分:理论交谈、情绪发泄、谈论小事和假提问;从讲话方式上分:心理外归因、健忘、顺从、控制话题、最终暴露;从行为表现上分:推迟谈话时间、迟到、早退。咨询师应对阻抗的要点在于:

1.解除戒备心理　咨询师不必看得过于严重,首先要做到共情、关注与理解,尽可能创造良好的咨询气氛,解除对方的顾虑,使其能开诚布公地谈自己的问题。

2.正确地进行诊断与分析　根据求助者的某些人格特征,咨询师在会谈中也应有所认识,用真诚的态度及专业知识与技能取得对方的信任。

3.以诚恳帮助对方的态度对待阻力　咨询师一旦确认存在阻力,可以把这种信息反馈给求助者。要注意以帮助对方的角度出发,以诚恳的探讨问题的态度向对方提出。

第三节　心理干预

一、心理干预的概念与步骤

(一)心理咨询的概念

心理干预(psychological intervention)是指在心理学理论指导下有计划、按步骤地对一定对象的心理活动、个性特征或心理问题施加影响,使之发生朝向预期目标变化的过程。

心理危机干预就是对处于心理危机状态者采取明确有效的措施,使症状得到缓解,使心理功能恢复到危机前的水平,并获得新的应对技能,以预防将来心理危机的发生。危机干预的主要目标是:降低急性、剧烈的心理危机和创伤的风险,稳定和减少危机或创伤情境的直接严重后果,促进个体从危机和创伤事件中恢复或康复,帮助的及时性、迅速性是其突出特点,有效的行动是危机干预成败的关键。

(二)心理干预的内容

心理干预包括健康促进、预防性干预、心理咨询和心理治疗等。

1.健康促进　是指在普通人群中建立良好的行为,思想和生活方式。包括:一是积极的心理健康,包括保护抗应激损伤的能力,增强自我控制,促进个人发展;二是危险因素,包括易感的人格因素或环境因素;三是保护因素,与危险因素相反;四是不易发生某种心理障碍的人格因素、行为方式或环境因素。

2.预防性干预　是指有针对性地采取降低危险因素和增强保护因素的措施。包括普遍性干预、选择性预防干预、指导性预防干预三种方式。心理咨询是指受过专业训练的咨询者依据心理学理论和技术,通过与来访者建立良好的咨询关系,帮助其认识自己,克服心理困扰,充分发挥个人的潜能,促进其成长的过程。

3.心理治疗　是指由受过专业训练的治疗者,在一定的程序中通过与患者的不断交流,在构成密切的治疗关系的基础上,运用心理治疗的有关理论和技术,使其产生心理、行为甚至生理的变化,促进人格的发展和成熟,消除或缓解其心身症状的心理干预过程。

(三)危机干预的步骤

1.确定问题　危机干预的第一步是从求助者的立场出发,确定和理解求助者的问题。干预人员使用积极的倾听同感、理解、真诚、接纳以及尊重等技术,既注意求助者的语言信息,也注意其非语言信息。

2.保证求助者安全　在危机干预过程中,干预人员应该将保证当事人安全作为首要目标。这里的安全是指对自我和对他人的生理和心理的危险性降低到最小的可能性。在干预人员的检查评估、倾听和制订行动策略的过程中,安全问题都必须给以同等的、足够的关注。

3.给予支持和帮助　危机干预强调与当事人沟通和交流,通过语言、语调和躯体语言让求助者认识到危机干预人员是能够给予其关心帮助的人,让求助者相信"这里有确实很关心你的人"。

4.提出应对的方式　帮助当事人探索可以利用的替代解决方法,促使当事人积极地搜索可以获得的环境支持、可资利用的应付方式,启发其思维方式。当事人知道有哪些人现在或过去能关心自己,有许多可变通的应对方式可供选择。

5.制订行动计划　帮助当事人做出现实的短期计划,包括另外的资源的提供应付方式,确定当事人理解的自愿的行动步骤。计划应该根据当事人应付能力,着重于切实可行和系统地帮助当事人解决问题。计划的制订应该与当事人合作,让其感到这是他自己的计划。制订计划的关键在于让求助者感到没有剥夺他们的权力、独立和自尊。

6.得到当事人的承诺　帮助当事人向自己承诺采取确定的、积极的行动步骤,这些行动步骤必须是当事人自己的,从现实的角度是可以完成的。如果制订计划完成得较好的话,则得到承诺是比较容易。在结束危机干预前,危机干预工作者应该从求助者那里得到诚实、直接和适当的承诺。

除以上六个步骤之外,还应该启动社会支持系统。社会支持系统主要包括来自父母及其他亲人、来自老师和同学、来自其他方面(如朋友和社区志愿者)的支持等。这种支持不仅包括心理和情感的支持,也包括一些实质的救助行动。有调查表明,大学生从他人那里获得的社会支持具有可靠同盟、价值增进、工具生帮助、陪伴支持、情感支持、亲密感和满意度等调节功能,这些功能对处于危机期的大学生具有重要作用。

二、常见心理危机的分类、影响因素及主要表现

(一)心理危机的含义

心理危机是指在面临突然或重大生活事件(如亲人亡故,突发威胁生命的疾病、灾难等),个体既不能回避又无法用常用的方法来解决问题时,所出现的心理失衡状态。某一事件是否会成为危机,有三个影响因素:

第一,个体对事件发生的意义以及事件对自己将来的影响的评价;

第二,个体是否拥有一个能够为自己提供帮助的社会支持系统;

第三,个体是否获得有效的应对机制,也就是个体能否从过去经验中获得解决问题的有效方法,如哭泣、愤怒、向他人倾诉等。

由于个体在这三个方面可能存在着较大的差异,因此,相同的事件不一定对每个人都构成危机。

(二)常见心理危机的分类

1.正常发展的危机　正常成长过程中,急剧变化或转变所导致的异常反应。例如,小孩出生,大学毕业,中年生活改变,退休等。

2.情境性危机　出现的罕见或者超常性事件、在无法遇见和控制时出现的危机。例如,交通事故,被绑机以及亲人意外死亡等问题。

3.存在性危机　伴随重要的人生问题的内部冲突和焦虑。例如,生活孤独,失去了再发展的机会等。

(三)常见心理危机的影响因素

心理危机是由急性心理应激事件引起的心理反应,它受应激事件、对该事件的认知和应付方式、人格特点等因素的影响。

应激事件,又称应激源(stressor)。当环境发生变化时个体必须做出努力去适应这种变化,通常把能造成心理应激并可能导致躯体和心理健康变坏的环境变化称为应激源。应激事件的分类如下。

1.按应激源的心理、社会和生物属性分类

(1)心理性应激源:指不良的人格特征,能力不能满足需要,认知偏差,不良情绪,不切实际,挫折感,压抑感等。

(2)社会性应激源:不良的家庭环境、工作环境和经济环境,不良的社会经历,不良的人际关系,社会环境和文化变迁,灾害,污染,过度拥挤,进入到不熟悉的自然、社会和文化环境,自身的社会经济地位发生改变等。

(3)生物性应激源:指直接作用于躯体并导致躯体损害的理化因素和生物因素,个体的生理和病理变化等。

2.按应激源发生的范畴分类

(1)个人生活:健康问题,经济问题,价值观冲突,法律纠纷,人际关系不良,社会角色变化等。

(2)家庭生活:恋爱婚姻问题;经济问题;家庭中的人际关系不良,家庭成员权利、责任和义务的分配,分居、离婚和单亲家庭;子女的成长、学习和就业问题;家庭中被忽视,家庭暴力,家庭中的心理、躯体及性虐待;与扩展家庭和前配偶及子女的人际冲突等。

(3)工作:对工作条件的不满意感,如对工作环境不满意,存在物理或化学的危险,工作的数量过多,质量要求高,技术要求新,工作能力缺乏或过时,有精疲力竭感,对工作安排无法预测,无法进行有效的时间管理;工作中不良的人际关系,参与决策的积极性受挫,对组织结构及其规则缺乏信任;工作中的性别偏见和性骚扰;对职业发展失去自信,失业危机;双职工工作和家庭劳务的双重负担等。

3.按事件对个体的影响分类

(1)正性事件:指个人将事件评价为对自己的身心健康有积极作用,在应激的研究中将这些事件称为正性事件。对大多数人来说,事件性质的评价具有一致性;而对于少数人,这些事件可能影响他们的身心健康。如果正性事件发生过多,也可能影响个体的身心健康。

(2)负性事件:指个人将事件评价为对自己的身心健康有消极作用,在应激研究中将这些事件称为负性事件。负性事件常常影响人们的身心健康。

4.按研究领域分类

(1)生活事件:1967年,美国Holmes和Rahe编制了社会再适应评定量表,量表中列出了43种在人们日常生活中可能遇到的事件,并将其称为生活事件,每种生活事件标以不同的生活变化单位(英文简称LCU),用来评价个体所遭遇的应激强度,其中,配偶死亡的生活变化单位为100单位,离婚为73,结婚为50,退休为45等。Holmes早期的研究及此后的众多研究均证实生活变化单位与个体患病呈正相关,但相关系数不高。一些学者认为这种评价方式忽视了生活事件对个体的意义,以后的一些研究采用由被试按事件对自己的影响程度进行评分,这样的研究增加了生活变化单位和个体患病的相关性。

(2)日常烦恼:在日常生活中,除了上述严重事件外,人们更容易遭遇的是日常琐事,如在家的时间少,工作负荷增加,聚会受限,经济水平不遂意,对气候不适应,与邻居关系不佳,对家庭烹饪不满,自由支配时间的可能减少,孩子的教育问题等,如果这些琐事使人感到烦恼,而在生活中此类烦恼增加到一定数量将影响个体的健康。

(3)灾难性事件:对灾难性经历或事件与健康间关系的研究,可能揭示个体经历了灾难性的创伤事件后健康的变化,特别是研究当一个群体同时受到灾难性事件的打击后健康变化与其他因素的关系,这样对研究应激过程中影响应激源与应激结果间关系的因素非常重要。

(四)常见心理危机的主要表现

简单来说,心理危机分认知、躯体、情感、行为表现和人机关系等五方面反应。心理危机通常给人带来焦虑、震惊、沮丧、担忧,有些会有悲伤、哀痛等反应。具体如表 5.1 所示。

表 5.1　常见心理危机的主要表现

类　型	沮　丧	焦　虑	震　惊	暴力倾向	假适应
情感反应	悲伤、无助	害怕、畏惧、快要崩溃	麻木、迷惑	受伤害、愤怒	害怕、愤怒、内疚、受伤害等感觉被压抑着,看上去没有任何反应
生理反应	失眠、食欲不振	失眠、食欲不振、头痛眩晕、呼吸短促、不住冒汗、心跳加剧、心口疼痛、胸闷	手脚冰凉、眩晕、心跳加剧	心跳加剧	与平常无异
认知反应	脑中不断浮现导因,但没有动机或拒绝提及此事,因其认为做什么都是徒然的	脑海中不断浮现导因和不良后果,但却想不到解决方法	可能暂时将自己抽离或说"这件事不是真的"	认为受他人伤害或愤怒源于他人。认为自己不对,愤怒转向自己	危机对自己丝毫没有影响

续表

类　型	沮　丧	焦　虑	震　惊	暴力倾向	假适应
行为表现	呆坐、无精打采	坐立不安、不停吸烟、饮酒、依赖药物、工作表现退步	口齿不清、眼神呆滞、听觉迟缓、工作无法集中、步履不稳	意图恐吓或杀害他人。做出自我伤害行为,如酗酒、吸毒、自杀等	表面上对事件处理得十分好,但说话过于理性,如放录音带般机械化和不带情感
人际关系	不愿与人交谈或见面	跟人沟通时无法集中,与朋友见面减少	由于无助,所以愿意接受他人意见	人际关系恶劣,常责怪他人。人际关系欠佳,孤立自己	不能与人建立信任的关系

三、护理人员心理干预的手段与一般技术

(一)心理干预的手段

心理干预的手段包括心理治疗、心理咨询、心理康复、心理危机干预等。

1.心理治疗　是指双方互动的一个正式的过程,每一方通常由一个人构成,但有可能由两个或更多的人组成。其目的是经由精通人格源起、发展、维持与改变之理论的治疗者,在专业与法律认可下,使用逻辑上与该理论有关的治疗方法,来改善另一方在下列任一或所有领域的无能或功能不良带来的苦恼:认知功能(思维异常)、情感功能(痛苦或情绪不舒适)或行为功能(行为的不恰当)。

2.心理咨询　是指运用心理学的方法,对心理适应方面出现问题并企求解决问题的求询者提供心理援助的过程。需要解决问题并前来寻求帮助者称为来访者或者咨客,提供帮助的咨询专家称为咨询者。来访者就自身存在的心理不适或心理障碍,通过语言文字等交流媒介,向咨询者进行述说、询问与商讨,在其支持和帮助下,通过共同的讨论找出引起心理问题的原因,分析问题的症结,进而寻求摆脱困境解决问题的条件和对策,以便恢复心理平衡,提高对环境的适应能力,增进身心健康。

3.心理康复　是指运用系统的心理学理论与方法,从生物-心理-社会角度出发,对患者的损伤、残疾和残障问题进行心理干预,以提高残疾患者的心理健康水平。心理康复对于帮助残疾人恢复身体功能、克服障碍,以健康的心理状态充分平等地参与社会生活具有十分重要的意义。

4.心理危机干预　是指由于突然遭受严重灾难、重大生活事件或精神压力,使生活状况发生明显的变化,尤其是出现了用现有的生活条件和经验难以克服的困难,以致使当事人陷于痛苦、不安状态,常伴有绝望、麻木不仁、焦虑,以及自主神经症状和行为障碍。心理危机干预是指针对处于心理危机状态的个人及时给予适当的心理援助,使之尽快摆脱困难。

（二）心理干预的一般技术

1.倾听技术　倾听是理解求助者的参考框架的一种方式；同样也是"安静而启发"的治疗风格的重要成分，通过一种称为动机会谈的过程，从内部促使求助者改变，而不是通过外部压力使求助者产生反应。是一个帮助来访者讲述他们自己的事情，并感觉自己被一个关心自己的人所理解的过程。有参与、专心、逐一之意，译成汉语"倾听"虽比较贴近原意，但易误解为聆听。其实它不仅是单纯地听，还包含着更多的反应，咨询师还要借助言语的引导，真正"听"出对方所讲述的事实、体验的情感和持有的观念等。

有效倾听的重要因素有：

①要在开始时就用自己的言语向对方真实地说明自己将要做什么。

②要让求助者知道，危机干预工作者能够准确地领会其所描述的事实和情绪体验。

③要帮助求助者进一步明确了解自己的情感、内心动机和选择。

④要帮助求助者了解危机境遇的影响因素。

2.提问技术　咨询师依据咨询的目标，通过向来访者发问的形式来激发来访者对某一问题进行澄清、具体化以及积极思考的一种技术。一般分为开放式提问和封闭式提问两种方式。

（1）开放性提问　通常使用"什么""如何""为什么""能不能""愿不愿意"等词来发问，让来访者就有关问题、思想、情景、情感等给予详细的说明。一般来说，咨询开始或转换话题的时候大多采用开放式提问。

（2）封闭式提问　通常使用"是不是""要不要""有没有""对不对"等词汇发问，而回答多用"是""否"式的简单回答。这种询问常用来搜集资料并加以条理化，澄清事实，获取重点，缩小谈论范围。当来访者的叙述偏离正题时，用来适当地中止其叙述，并避免会谈过分个人化。

3.表达技术　可以分为内容表达和情感表达。

（1）内容表达　是指咨询师传递信息、提出意见、提供中高、给予保证、进行褒贬和反馈等。内容表达时应注意措辞的缓和、尊重，不应该认为自己的忠告是唯一正确的、必须执行的。

（2）情感表达　是指咨询时告知来访者自己的情绪、情感活动状况，让来访者明白，就是情感表达。咨询时所作的情感表达，其目的是为来访者服务的，而不是为了满足自己的表达欲望或宣泄自己的情感。因此，其所表达的方式、内容应有助于来访者的叙述和咨询的进行。

4.观察技术　在心理咨询活动中，咨询师既要注意来访者的谈话内容，又要细心观察其谈话态度、姿势和表情动作，即要用"第三只耳朵"去听，用"第三只眼"去看。在咨询中所要取得的信息，不仅来源于谈话的言语内容，更重要的是来源于非语言的表情动作。因此，在咨询时要特别注意对来访者察言观色，体察其内在情感、动机和欲望的真实情况。

5.共情技术　共情是由人本主义创始人罗杰斯提出，是指体验别人内心世界的能力。包含三个方面的含义：

（1）咨询师借助求助者的言行，深入对方内心去体验他的情感、思维。

（2）咨询师借助于知识和经验，把握求助者的体验与他的经历和人格之间的联系，更好地理解问题的实质。

（3）咨询师运用咨询技巧，把自己的共情传达给对方，以影响对方并取得反馈。

本章小结

本章主要介绍了心理评估、心理咨询和心理干预的概念和主要研究内容，介绍了心理评估人员的职业要求、常用方法；心理咨询的原则、形式，咨询的程序、注意事项，以及在心理咨询的过程中常用的一般技术；心理危机的分类、危机表现形式，护理人员进行干预的主要手段和一般技术。学习重点为心理评估的常用方法、心理咨询的原则与技术，心理危机的主要表现形式及心理干预的一般技术。

（简璐丝　卢春晓）

复习思考题

1.心理评估人员的职业要求有哪些？简要介绍评估的常用方法。

2.心理咨询的原则有哪些？心理咨询的过程中有哪些需要注意的要点？

3.简要介绍心理咨询的一般技术。

4.心理危机的分类，有哪些主要表现形式？

5.心理应激有哪三个阶段？应激源的分类有哪些？

6.心理危机的干预手段和一般技术有哪些？

第六章 心身疾病

📖 学习目标

- 掌握心身疾病的概念。
- 掌握心身疾病防治与心理护理的原则。
- 熟悉与心身疾病有关的危险因素和常见心身疾病。

📖 知识点

- 心身疾病的概念;心身疾病的相关危险因素;心身疾病的防治措施和心理护理原则;常见的心身疾病。

案例导入 📖

　　1958 年,美国约翰·霍普金斯大学医学中心的行为生物学教授布雷迪进行了一项名为"执行猴"的实验。他把两只猴子同时绑在两个并排的椅子上,采取共轭控制给予电击。如果实验组的猴子在 20 秒内能够按压一次杠杆,就可以使两只猴子的电击都延迟 20 秒,但如果到了 20 秒实验组的猴子没有按压杠杆,则两只猴子都要被电击。也就是说,实验组的猴子避开电击时对照组的猴子也不受电击。经过反复实验后发现,虽然两只猴子所受的电击次数是相等的,但实验组的猴子因为要不断按压杠杆避免电击,需要始终处于紧张的警戒状态,持续做决定并采取行动,所以实验组的猴子患了胃溃病而无事可做只有把命运交给"执行猴"的对照组猴子却很健康,没有胃溃病的发生。

第一节　心身疾病概述

一、心身疾病的概念

　　心身疾病又称心身障碍或心理生理疾病,其概念有狭义和广义之分。狭义的概念,是指心理社会因素在疾病发生、发展过程中起重要作用的躯体器质性疾病。例如,冠心病、消化性溃疡等。广义的概念，是指心理社会因素在疾病发生、发展过程中起重要作用的躯体器质性疾病和躯体功能性障碍。广义与狭义的区别是"广义"概念将心理社会因素引起的躯体功能性障碍涵盖在内，因此临床将与心理社会因素有关的功能障碍，如神经性呕吐、偏头痛、经前紧张综合征等归为心身疾病范畴。

二、心身疾病的流行病学特点

目前，心身疾病在临床各科颇为常见。以发病率而言，临床各科（精神科除外）的心身疾病为25%～35%，其中，内分泌科可高达75%以上，其次是心血管科60%；就性别而论，女性高于男性，男女比例为2∶3；就年龄来看，65岁以上及15岁以下人群患病率较低，中年人尤其是更年期患病率略高；就地域而观，城市高于农村，工业化发达社会高于不发达社会；就工作性质来分，脑力劳动者高于体力劳动者。流行病学研究还表明，心身疾病患病率呈现明显的增高趋势。

三、心身疾病的分类

美国科学家亚历山大于1950年创建了美国心身医学学会，最早提出了七种经典的心身疾病，即溃疡病、溃疡性结肠炎、甲亢、局限性结肠炎、类风湿性关节炎、原发性高血压、支气管哮喘，并认为这些疾病与特定的心理冲突有关。随着对心身疾病的深入研究，人们发现心身疾病分布于各个系统，种类甚多，而且主要是受自主神经支配的系统和器官（表6.1）。

表6.1　各系统常见心身疾病

分　类		各类主要疾病名称
内科	心血管系统	原发性高血压，冠心病，心律失常，雷诺病等
	消化系统	胃、十二指肠溃疡，神经性呕吐，神经性厌食，溃疡性结肠炎，过敏性结肠炎，幽门痉挛，肠道激惹综合征等
	呼吸系统	支气管哮喘，过度换气综合征，心因性呼吸困难，神经性咳嗽等
	内分泌代谢系统	甲状腺功能亢进，突眼性甲状腺肿，糖尿病，原发性低血糖症，更年期综合征等
	神经系统	偏头痛，紧张性头痛，自主神经功能失调，痉挛性斜颈，书写痉挛等
外科		腰背部肌肉疼痛，颈肩综合征，术后肠粘连，遗尿症，过敏性膀胱炎，阳痿等
妇科		月经不调，经前紧张综合征，功能性子宫出血，不孕症，性冷淡等
儿科		哮喘，心因性发热，站立性调节障碍，阵发性脐绞痛，口吃等
眼科		原发性青光眼，中心性视网膜炎，飞蚊症等
口腔科		复发性口腔溃疡，特发性舌痛症，口臭，口腔炎等
耳鼻喉科		美尼尔综合征，咽喉部异物感，晕动症等
皮肤科		神经性皮炎，皮肤瘙痒症，斑秃，多汗症，银屑病，荨麻疹，湿疹等
其他		癌症，肥胖症等

第二节 与心身疾病有关的危险因素

心身疾病多由于生物、心理、社会等综合性因素相互作用而致病,那种单纯心理因素所致的心身疾病较少见。

一、生活事件

美国康奈尔大学 Miller 教授对 1 400 对夫妻的观察指出,配偶中有一方身患癌症或死于癌症,另一方也易患癌症,癌症发病前最常见的明显心理因素是失去亲人的情感体验。与此相似的报告,有配偶死亡后,存活一方的死亡率和冠心病患病率都有增高。国内康文娥的研究揭示,在一组 95 例老年高血压患者中,生活事件发生的频率和强度要明显高于对照组。由此说明,应激生活事件对心身疾病的影响。

二、心理应激和情绪反应

心理应激可以导致或加重高血压、冠心病、消化性溃疡、皮肤病等心身疾病。应激事件之所以能致病,实际上是以情绪反应作为中介来实现的。情绪分为正性情绪(即愉快、积极的情绪)和负性情绪(即不愉快、消极的情绪)。正性情绪有益身心。负性情绪一方面是个体适应环境的一种必然反应,对机体有保护作用;另一方面如果强度过大或持续时间过久,则可能导致机体功能失调而致病。Cannon 研究认为胃是最能表现情绪的器官之一;并发现焦虑、抑郁、愤怒等情绪都可使消化活动受到抑制,同时情绪对心血管、肌肉、呼吸、内分泌等功能也存在类似的影响;而情绪的改善则有利于胃溃疡等心身疾病的康复。因此,情绪反映是心身疾病的重要中介过程。

三、人格特征和行为模式

医学研究表明,不同的气质、性格类型和所患疾病之间存在着一定的关联性(见表 6.2)。

表 6.2　性格和疾病的关系

疾　病	性格特点
高血压	常压抑愤怒的情绪,易激惹,好高骛远
心脏病	急躁,忙碌与好静相矛盾,善于适应环境,情绪深沉
结肠炎	抑郁,强迫性格,顺从,心胸狭窄
溃疡病	情感容易压抑,有依赖性和挫折感,也可表现出有雄心和魄力
哮喘病	过分依赖,幼稚,常希望得到他人帮助,情感表现模棱两可
偏头痛	固执,好战,嫉妒倾向,谨小慎微
荨麻疹	渴望得到同情,有自卑、自责倾向
神经衰弱	脆弱,多思多想,自我注意,自我暗示
癔症	高度暗示性,戏剧化性格,好胜,情绪不稳定
癫痫	固执,刻板,倔强或顺从
癌症	习惯于自我克制,内向,情绪压抑,多思善愁

四、社会因素和个体易感性

现代社会的快速发展,致使影响人们健康的社会环境因素越来越多,如环境污染、无序竞争、交通拥挤、噪声干扰、紧张复杂的人际关系等,使人们所承受的各种心理压力越来越大,与这些因素有关的疾病也越来越多。如心脏病、恶性肿瘤和脑血管病已占据了死亡谱系的前三位,这些疾病无一不与社会因素关系密切。当然,社会因素究竟能否影响健康或导致疾病,还取决于个体的易患素质和对各种社会因素的认知、评价,不同的认知与评价其结果对机体健康的影响是截然不同的。

第三节　心身疾病的诊断、防治与心理护理的原则

按生物-心理-社会医学模式,心身疾病的诊断、预防、治疗和心理护理原则,都应该兼顾个体的心理、生理和社会三个方面。

一、心身疾病的诊断原则

(一)心身疾病的诊断原则

1.疾病的发生包括心理社会因素,其与躯体症状有明确的时间关系。

2.躯体症状有明确的器质性病理改变,或存在已知的病理生理学变化。

3.排除神经症和精神病。

(二)心身疾病的诊断程序

心身疾病的诊断应躯体诊断和心理诊断并举,下面只介绍心理诊断所涉及的内容。

1.病史采集　对怀疑有心身疾病的患者,在全面了解病史的同时,应特别注意收集患者心理社会方面的相关材料,包括个人心理发展情况、人格特点、情绪状况、社会生活事件刺激、人际关系状况、社会支持、认知评价等资料,分析这些心理社会因素与心身疾病发生发展的关系。

2.体格检查　临床可通过现代技术手段(如 CT、MRI 等)检查了解大脑结构的改变和功能水平的定性或定量分析。同时要注意体检时患者的心理行为反应方式,恰当判断患者心理素质上的某些特点。

3.心理行为检查　对怀疑为心身疾病患者,应综合病史材料,在晤谈和行为观察的基础上,根据需要进一步做心理测验或必要的心理生物学检查,对患者的个性特征、认知评价、心理应激源、应对能力和方式、社会支持等做出全面的评估,确定心理社会因素的性质、内容,评价它们在疾病发生、发展和康复中的作用。

4.分析诊断　根据以上程序中收集的材料,结合心身疾病基本理论,对是否是心身疾病、何种心身疾病、有哪些心理社会因素,对疾病的作用大小及可能的作用机制等问题进行全面的分析,确定临床诊断。

二、心身疾病的防治原则

(一)心身疾病的治疗原则

对心身疾病实施心理治疗主要围绕消除心理社会刺激因素、矫正不良行为和消除生物学症状。主要原则是心、身同治,具体包括:

对于急性发病而又躯体症状严重的患者,应以躯体治疗为主,辅以心理治疗。例如,对于急性心肌梗死患者,综合的生物性救助措施是解决问题的关键,而那些有严重焦虑和恐惧反应的患者则应及时实施心理治疗,缓解患者的不良情绪。

对于以心理症状为主、辅以躯体症状的疾病,或虽然以躯体症状为主但已呈慢性经过的心身疾病,则可在实施常规躯体治疗的同时,重点安排心理治疗。例如,更年期综合征和慢性消化性溃疡的患者,除了给予适当的药物治疗外,应重点做好心理和行为指导等工作。

针对心身疾病开展心理治疗的目的在于影响患者的应对方式和情绪,支持疗法、松弛疗法、生物反馈疗法、行为矫正等心理治疗方法均可选用。

(二)心身疾病的预防

心身疾病是心理因素和生物因素综合作用的结果,因而心身疾病的预防也因同时兼顾心、身等两方面。

1.培养健全人格　一个人人格的形成受一定的遗传素质、社会制度、文化传统、生产关系、政治背景和所受教育的影响,因此培养健全的人格应注意:个体早期人格的形成;调整重大生活事件中人格类型的急剧改变;社会和文化对人格产生的直接影响。

2.消除各种有害刺激,提高应对能力　常用的应对方式包括:①心理性应对:如心理防御机制的应用与主动应对。②行为性应对:即遇到困难时以某种行为减轻紧张,如运动、散步、听音乐、吸烟、喝酒、睡觉、找人谈话等。③社会性应对:研究表明,社会支持可以在很大程度上缓冲生活事件所引起的心理冲击。

3.建立良好关系　良好的人际关系有助于缓解紧张情绪,满足精神需要,保持良好心境,预防心身疾病。

4.做好心理健康教育　向不同职业的大众宣传职业应激与心理健康知识,积极关注个体成长历程,开展良好的心理健康教育,保持良好的情绪。

三、心理护理的原则

(一)做好情绪护理

1.仔细观察情绪变化　心身疾病受情绪的影响,积极的情绪有助于康复,消极的情绪则将加重病情。护理人员在和患者接触的每个过程中,都应仔细观察其情绪变化,及时疏导,促进正性情绪的发展,消除负性情绪的影响,真正做好情绪护理。

2.促进正性情绪

(1)运用音乐调整患者情绪:节奏轻快的音乐使人振奋、鼓舞,心旷神怡;低沉委婉的曲调使人忧伤和压抑之中;悠扬抒情的歌声具有镇静松弛作用;节奏迅速,变化多端的音乐使人兴奋不已。护理人员应懂一些音乐知识,针对不同的患者与病情,选择不同的音乐调整其情绪,改善患者的情绪状态。

（2）引导患者发展积极的自我感觉：在不同环境面对不同应激源的时候，患者会产生不同的自我感觉。护理人员要善于引导患者发展积极的自我感觉。

（3）学会更有效解决问题的方法。

3.克服负性情绪　负性情绪是患者康复的最大障碍，护理人员应做到：

（1）引导患者学会面对所遇到的生活时间和消极情绪，不要回避所遇到的问题。

（2）与患者共同分析引起消极情绪的原因，做好充分准备应对危险情境，勿令消极情绪长期替代。

（3）帮助患者找到合适的疏泄和调控情绪的方法。

（二）减轻心身反应

（1）做好疼痛护理，尤其是对那些可以预计的疼痛，更应做好疼痛发生前、疼痛发生以及疼痛发生后的护理工作。

（2）提高丧失患者的认知水平，帮助其重新构建生活理念。

（3）帮助孤寂患者扩大与客观环境接触的界面，以有效减轻其孤寂感。

（4）协助患者照顾自己，并运用社会支持力量给予患者更多的心理支持。

（三）提高适应能力

1.缓冲心理应激　在护理过程中，尽量缓冲患者所遇到的各种应激源，可以有效地调整患者的心理状态。护理人员可以采用的措施有：

（1）指导患者提高适应环境的能力，对预期发生的事件，应做好心理准备。

（2）帮助患者正确地认识自己，充分发挥自己的优势，树立自信心。

（3）创造良好的人文环境，建立良好人际关系以缓解心理应激。

2.促使角色转换　要提高患者的适应能力，首先要尽量促进患者的角色转换。

3.正确适应与应对　护理人员应尽量帮助患者合理使用各种适应与应对行为，使之向有利于机体康复的方向转化，可采用的方法有：自制、自我安慰、自我解脱；寻找精神寄托；培养兴趣，陶冶性情；劳逸结合，自我放松。

（四）做好心理健康教育

（1）做好有关心身疾病知识的宣传，使患者明白心理社会因素在个体所发生疾病中的作用。

（2）适时指出患者的个性弱点或缺陷在导致某种心身疾病中的作用，以及进行个性的改变所应尽的努力。

（3）做好情绪问题的健康教育，包括患者情绪障碍发生的原因、情绪问题的识别，并指出情绪问题在当前躯体疾病的发生以及今后在躯体疾病治疗和躯体康复中可能带来的消极影响。

（4）强调正常社会功能和正常生活的维持与个体正常情绪保持之间的关系，提高患者对情绪状态重要性的认识。

第四节　常见心身疾病

一、冠心病及其心理护理

冠心病,即冠状动脉粥样硬化性心脏病,是现代社会中死亡率最高的一种疾病,在中年男性以及脑力劳动者群体中多发。冠心病的发生涉及诸多因素,而各种心理社会因素在其发生发展过程中起着重要作用。

(一)冠心病的相关心理社会因素

1.压力因素　资料表明,冠心病的发病与社会发达程度高、经济发展快、人际关系复杂、竞争激烈、工作负荷大、生活环境压力大、文化不适应等因素有密切关系。

2.情绪因素　情绪的急剧变化可以导致冠心病的发生与发展。随访一组中年寡妇也发现,在服丧后的最初六个月内,病死率增高到60%,而死亡原因主要是冠心病和动脉硬化。同样,突发的负性生活事件也可以使人产生焦虑、恐惧、愤怒、内疚和沮丧等负性情绪,从而诱发冠心病程度不同的发作。

3.人格因素　"A型行为"人格类型认为与冠心病有密切关系。该人格类型的主要表现可归纳为:事业心与成就感强,竞争意识强,时间紧迫感强,精力旺盛和敌意感强;易激惹;言谈举止粗鲁;对工作提出过度保证。大量研究表明,"A型行为"的人是冠心病易感人群,所以,"A型行为"特征是引起冠心病的主要危险因素之一。

4.行为因素　冠心病在很大程度上还受到个人行为和生活方式的影响,包括吸烟、酗酒、缺乏运动、多食和喜食动物脑等。

(二)冠心病患者的心理护理要点

(1)帮助患者正确认识不良情绪对健康的危害,在工作和生活中采用适当的方法缓解各种应激事件所造成的压力,避免压抑发生。

(2)指导患者尽可能地矫正"A型行为",开展健康宣教、放松训练、运动锻炼等,让患者尽可能多地了解冠心病基本知识和"A型行为"对健康的危害,努力构建起新的适应机制。

(3)充分发挥社会支持系统的功能和作用,指导患者和家属正确认识疾病,并说明反应并不表示病情加重,和患者家属一起制订合适的心理及体力活动方案,对睡眠不好的患者要及时与医生联系。

二、原发性高血压及其心理护理

原发性高血压,是现代社会中影响人类健康的最严重的心身疾病之一。而许多研究表明,应激、情绪、生活方式等心理社会因素,和高血压的发生、发展也有很密切的关系。

(一)高血压的相关心理社会因素

1.紧张因素　研究表明,长期精神紧张、注意力高度集中、协作支持少、体育活动少的职业,高血压的发病率高于其他职业。

2.情绪因素　Hokanson研究了愤怒状态下高血压的发生,给被试同等强度的激怒刺激,一组允许他们发泄自己的愤怒,另一组则不允许,结果发现后一组的人易发生高血压。应激性生活事件的发生与高血压也有关,如处于战争状态士兵的血压普遍较高;慢性应激状态或环境更容易引起高血压,如长期在噪声超标的环境中工作或生活的人们血压普遍较高等。

3.人格因素　有研究认为,"A型行为"特征同样是高血压易感性行为特征;焦虑和易于发生心理冲突的人易患高血压;此外,诸如高度敏感、脱离实际、过度顺从或情绪压抑、各种形式的神经质以及情绪的不稳定性、易变性等,都被认为是高血压的人格因素。

4.行为因素　长期吸烟酗酒、高脂血症、食盐量过多、过度肥胖等,都被认为是高血压的先兆。

(二)高血压患者的心理护理要点

(1)指导患者正确认识自身行为特点和相关环境因素对健康的影响,对某些个性或情绪因素在患病中起着明显作用者,可采用认知疗法加以矫正,缓解紧张或环境因素在发病中所起的作用。

(2)指导患者采用松弛疗法或生物反馈疗法进行放松训练。

(3)指导患者尽可能矫正"A型行为",努力构建起新的适应机制。

(4)指导患者改变不良生活方式,并进行适宜的运动训练,如控制高钠饮食、体重超重等。有研究表明,对尚无并发症的高血压患者选用骑车、慢跑等训练方法,具有一定的降压、减肥和减少心脏并发症的作用。

三、糖尿病及其心理护理

糖尿病,是由于胰岛素缺乏或相对不足而引起的全身内分泌代谢性疾病,多发于40~60岁。

(一)糖尿病相关心理社会因素

1.心理社会因素　在个体生活与工作中遭遇社会环境突然改变,亲人患病或亡故,被冤枉诬陷,被政治迫害,工作劳累与紧张,人际关系紧张等各种因素,使个体情绪改变,全身处于应激状态,增加了儿茶酚胺、肾上腺皮质醇等抗胰岛素分泌作用的激素含量,致使血糖升高而诱发糖尿病。

2.人格因素　有调查发现,高抑郁、回避痛苦、注意分散、对应激的唤醒水平低、不善于延迟的满足等都是糖尿病患者的典型行为特征。

(二)糖尿病患者的心理护理要点

(1)及时给患者提供积极的情绪支持,在交往过程中让患者充分倾诉自己的忧虑和痛苦,以改善患者的情绪状态,减轻不良情绪对健康的影响。

(2)积极开展健康教育,指导患者科学地安排生活、饮食和体力活动,帮助患者及其家属尽可能多的掌握糖尿病的相关知识。

(3)建立有效的社会支持系统,消除患者不良情绪的进一步发生发展。

四、消化性溃疡及其心理护理

消化性溃疡,包括胃、十二指肠溃疡,是一种常见而多发的心身疾病,是一组病因多样的消化道黏膜慢性溃疡疾病。

(一)消化性溃疡的相关心理社会因素

(1)应激因素　研究表明,严重的生活事件和重大的社会变革,如失意、亲人丧亡、离异、自然灾害、战争、社会动乱等造成的心理应激,可诱发或促进消化性溃疡的发生。

(2)情绪因素　紧张、焦虑、悲伤、沮丧、自责等负性情绪均易导致消化性溃疡。

(3)人格因素　消化性溃疡的人格特征及行为方式被称之为"溃疡性格",主要表现为孤僻好静,过分思虑,被动顺从,依赖性强,不好交往,做事苛求井井有条,情绪常易波动,愤怒并常受压抑,过分关注自己,常处于患得患失的矛盾状态。

(二)消化性溃疡患者的心理护理要点

(1)帮助患者正确认识生活中各种应激因素对健康的影响和应采取的应对方式,改善人际关系,减少人际冲突,消除不良心理社会因素的刺激。

(2)鼓励患者合理宣泄不良情绪,对抑郁症状明显或有较严重的焦虑、失眠、疼痛的患者,可给予相应药物治疗。

(3)指导患者努力矫正不良人格特征,调整自己的工作和生活方式,建立新的适应机制。

五、支气管哮喘及其心理护理

支气管哮喘,很早就被公认为是呼吸系统中典型的心身疾病,其发病与外源性过敏因素、呼吸道感染和心理社会因素有关。

(一)支气管哮喘相关心理社会因素

1.心理社会因素　心理社会因素被认为是该病最重要的诱发因素。由于心理应激导致的强烈情绪反应及伴发的神经内分泌变化,影响免疫机制及呼吸道生理功能,常可促使哮喘突然发作。

2.人格因素　Creeer认为支气管哮喘患者往往表现出过分依赖、幼稚、敏感以及希望得到别人照顾等,有些人表现有神经质;也有研究认为,此类患者主要表现为心理感受敏感而强烈,并惯于压抑克制自己情绪,受暗示程度高等。

(二)支气管哮喘患者的心理护理要点

(1)消除不良心理因素的影响,可使哮喘发作减轻。

(2)对成人患者可采用暗示、催眠、生物反馈等方法进行治疗或护理,可在一定程度上减轻其症状。

六、癌症及其心理护理

癌症,是现代社会一种严重危害人类健康的常见病、多发病,已成为死亡谱系前三位之一。

(一)癌症的相关心理社会因素

1.情绪因素　癌症的发病与"重要情感的丧失"有关,如早年丧父、中年离异,晚年丧偶、丧子,可致使他们产生很强的悲哀或孤独,这种悲哀或孤独一旦失控,就会导致机体内环境的恶性变化,致使癌症发生。有调查表明,73.4%的癌症患者在发病前经历过生活事件的打击,尤其是家庭不幸事件的发生。

2.人格因素 研究认为,行为表现谨小慎微、忧虑重重,惯于压抑愤怒、克制情感的人,一旦遭受重大精神创伤与生活磨难,比较容易罹患癌症。同时"C型行为特征"是癌症易感性行为特征,其主要表现是:与别人过分合作;原谅一些不该原谅的行为;生活和工作中没有主意和目标;不确定性多;对别人过分耐心;尽量回避各种冲突;不表现负性情绪,特别是愤怒;屈从于权威等。

3.行为因素 长期不健康生活方式,如不科学、不合理的膳食,吸烟、酗酒,有害有毒的室内装修、通风不良,心理压力过大而不能适时调节,缺乏运动等导致癌症发生的比例高达80%。

（二）癌症患者的心理护理要点

1.纠正错误认识,增强患者的治疗信心 病人的许多消极心理反应均来自"癌症等于死亡"的错误认识。因此护士应该向病人灌输科学的医学知识,一方面承认癌症是种严重的疾病;另一方面使病人相信只要配合治疗,保持良好的心理状态,癌症是可以治疗的,即使不能治愈也可与癌症长期共存。同时,鼓励病友之间进行交流够沟通,有时能收到显著的效果,增强病人战胜病患的信念。

2.正确识别患者情绪反应并给予积极有效的护理。

（1）对"压抑"明显者:指导患者采用适宜的方法宣泄和表达内心的体验和感受,从心理上多理解和关心患者,增强患者的期望和自信心。

（2）对"焦虑"明显者:护理人员应能够正确评估其原因,采用认知疗法、放松训练等应对技巧,减轻患者的焦虑反应。

（3）对"抑郁"明显者:可采用晤谈法或想象疗法,鼓励患者积极参加力所能及的活动,降低患者的抑郁反应程度,防止出现严重的绝望、悲伤或失助反应。

（4）对"敌意"明显者:可帮助或引导患者直接谈出"敌意"情绪体验,并做到仔细倾听,以降低患者的失助感、敌意倾向。

本章小结

本章主要介绍了心身疾病的概念、流行病学特点、分类及引起心身疾病的相关危险因素,心身疾病的诊断、防治与心理护理的原则,临床常见心身疾病的心理社会病因及心理护理要点。

本章学习重点为心身疾病的相关危险因素和心身疾病的诊断、防治与心理护理的原则,要求各位同学在学习过程中结合今后护理实践岗位需要,能够了解心身疾病的病因,能够为患者提供良好的心理护理措施。

（田本滢）

复习思考题

1.简述心身疾病的概念。
2.以冠心病为例,简述心理社会因素在心身疾病中作用。
3.简述心身疾病的防治原则。
4.简述心身疾病的心理护理原则。

第七章 护理人员心理

📖 **学习目标**

- 掌握护士人员职业角色的主要工作内容以及培养良好心理素质的主要措施。
- 掌握建立良好护患关系的方法。
- 熟悉护患关系的特点和护理人员常见的心理问题。

📖 **知识点**

- 职业角色的主要工作内容;培养良好心理素质的主要措施;护患关系的特点和建立良好护患关系的方法;护理人员的常见心理问题。

第一节 护理人员的职业角色

一、职业角色的概念

职业角色是指社会和职业规范对从事相应职业活动的人所形成的一种期望行为模式。作为社会角色的一种类型,职业角色除具有社会角色的一般特征之外,还具有专门性、盈利性、相对稳定性、合法性和社会性等特征。

随着社会的发展,职业角色作为一个最重要的社会角色越来越受到人们的关注。职业角色是以广泛的社会分工为基础而形成的一整套权利和义务的规范、模式。由于社会地位是社会角色的内在本质,因此社会地位的多样性也就决定了社会角色的多样性。

二、护理人员职业角色的主要工作内容

(1)能够遵循护理操作标准和规程,遵守相关规章制度,有效实施和执行基础护理、专科护理常规等护理技术操作。有娴熟的护理操作护理技术操作,做到稳、准、轻、快、敏捷。操作时不能强迫、恐吓,以消除病人恐惧感,保持愉快的情绪,能使病人积极配合治疗,收到良好的治疗效果。

(2)协助医生做好对护理对象及其家属的咨询、辅导、接诊和治疗工作。对护理对象具有爱心、耐心、责任心和细心,体贴爱护、主动热情护理对象,举止得体规范,工作耐心细致,

有问必答,绝不与病人争吵。

(3)能够有效执行口服、注射和其他途径给药治疗及采集检验标本;注意巡视、观察病情及输液情况,发现异常及时报告医生;协助新入、手术、急、危重病人的处理;负责备血、取血,护送危重病人外出检查。

(4)能够主动、及时、有效地与护理对象沟通,经常性地深入病房和病人交流,以获得有关病人病情的信息,了解病人的疑虑,及时解决病人存在的问题,向家属和病人解释病症的原因、治疗原则、注意事项并进行饮食生活指导、健康教育指导。

(5)能够积极主动参加业务知识的学习培训,更新护理理念。

(6)能够完成护理文书资料和护理物品的书写、记录、整理、汇总和归档等。

第二节　护理人员的心理素质

护理人员的心理素质又称护理人员角色人格,是指护理人员群体共同具备,并能形成相似的角色适应性行为的心理特征,是护理人员实施护理工作必须具备的心理条件。

一、护理人员心理素质的具体内容

(1)具有以积极情感为核心的心理品质。

(2)护士应该具有以良好职业道德为核心的职业境界。

(3)护士应该具有适应护士角色的职业心理特质。

护理人员是从事护理事业的主体,只有关心护理人员的身心健康,才能促进护理事业的发展,更好地调动护理人员的工作积极性,充分发挥护理工作在维护人类健康的主要作用。要创造一流的服务水平理想的护理技能,医院护理管理是非常重要的。

二、培养护理人员良好心理素质的主要措施

(一)建立健全护理人才的心理档案

护理人员的心理档案,指运用心理测量等科学方法所获得能够全面地反映护理人员个体职业心理素质的各种客观资料和测评数据。护理人员心理素质是档案的内容,主要包括可体现与护理人员角色要素特质,以及相关的各种的心理测评结果,如护理人员的气质类型、人格特质、应承能力、智商情商状况、身心健康水平人际关系能力、组织管理能力等个人资料数据。建立护理人员心理档案,护理管理者要合理使用人力资源,对每一位护理人员心理健康水平、性格特征、能力、兴趣爱好等应有所了解,做到合理用人、有地用人、善于用人。

(二)实施护理人员人才管理制度

广义的人才管理,包括对人才的发现、考查、培养、选拔、使用、管理和预测等环节,各个环节环环相扣,互相制约促进,循环往复、螺旋式上升,构成了一个有机结合的系统工程。狭义的人才管理,则是指系统工作中的管理环节,即对人才实行必要的管辖、统辖和治理。不管哪种意义上的人才管理,都离不开对人才的开发和使用。

护理工作是脑力、体力并用的一项繁重劳动,并具有一定科学性,管理者要想识别护理

人才,就要了解护理人才的特点。护理人才主要有三大特点:自信理念,争先信念,独创信念。

(三)建立健全护理人员的学习培训制度

岗前培训的主要目的在于通过管理和教育的途径,对可能即将进入特殊岗位或确有职业角色适应不良的护士和护理人员,给予一些有针对性的强化训练,让她们建立起适应岗位、胜任角色的心理准备。护理工作是特殊而神圣的一项工作,新护理人员上岗,可能会出现角色不适应行为,这样容易造成工作的不完善,影响总体工作质量,所以新护理人员的岗前培训是非常必要的,管理者结合护士在学校和医院实习的教育过程,制订出可行性强的岗前培训计划,使新护理人员能够较好地适应自己的岗位,从而提高护理人员的职业心理素质。

随着医学模式的转变和医学的不断发展,护理工作要紧跟医疗的发展,护理人员必须树立终身学习的理念,自觉学习和更新知识,自觉参加各种临床护理新技术的学习培训,使他们能够胜任新岗位的新要求。

第三节　护理人员的人际关系

护理人员的人际关系是指护理人员在工作中,同护理工作有直接联系的人和人之间的联系沟通产生的关系,主要包括护患关系、医护关系及护士与医院内其他工作人员的关系。护理人员处理好与各方面的人际关系,对于提高护理质量、改善服务态度,更好地发挥医院的功能以及增强护理队伍的凝聚力有积极的影响

一、护理人员人际关系的特征

1.专业性　护士是指经执业注册取得护士执业证书,依照相关条例规定从事护理活动,履行保护生命、减轻痛苦、增进健康职责的卫生专业技术人员。按照《中华人民共和国护士条例》规定,凡符合以下条件之一,并在教学、综合医院完成八个月以上护理临床实习的毕业生(包括应届毕业生),可报名参加护士执业资格考试:获得省级以上教育和卫生主管部门认可的普通全日制中等学校护理、助产专业学历,担任护士职务满五年;获得省级以上教育和卫生主管部门认可的普通全日制高等学校护理、助产专科学历,从事本专业工作满三年;获得国务院教育主管部门认可的普通全日制高等学校护理、助产专业本科以上学历,从事本专业工作满一年。可见护理人员是经过系统专业学习并有国家教育主管部门认可的专业性技术人才,其人际关系必然具备专业性。

2.时限性　护患关系是一种在患者就医过程中形成的、相对短期的护理与被护理的特殊治疗性关系,其实质是满足患者的需求,一旦患者的这种护理需求结束了,护患关系也就暂时终结了,所以说护理人员的人际关系具有一定的时限性。

3.多面性　护患关系是一种信任、协作、契约关系,具有时限性、专业性等特点,因此,也就具有多面性。

4.复杂性　护理人员的人际关系是在特定医疗机构中形成的一种人际关系。由于不同

性质和不同类型医疗机构医疗条件、医院文化、诊治范围和能力差异很大,护理人员的构成、护理服务的内容和质量要求以及患者类型也差异较大。因此,具有一定的复杂性。

5.协作性 护患关系是一种契约关系。护患双方都是具有各自权利的独立人格,是以尊重彼此的权利与履行各自的义务为前提的,在法律的框架下以契约的方式忠实于彼此的承诺。

6.公众性 护患关系是一种工作关系。建立良好的护患关系是护士职业的要求,护士与患者的交往是一种职业行为,具有一定的公众性和强制性;护理对象为了医治疾病出于对护理人员的信任,将病情、个人生活方式予以告知护理人员,护理人员必须尊重、理解、信任护理对象,以崇高的人道主义精神为准则,全心全意地为患者服务。护理人员都应努力与患者建立良好的关系。

二、护患关系的特点

(1)护患关系是一种专业性强、以护理对象为中心的帮助性的工作关系。

(2)护患关系是一种短暂性的护理和治疗关系。

(3)护患关系是一种多方位的人际关系。

(4)护患关系是一种护理人员与护理对象互动的关系。

三、建立良好护患关系的方法

(1)护理人员身心健康、人格健全,必须树立良好的护理形象,保持积极的精神面貌。

(2)护理人员必须与护理对象及其家属建立信任、和谐、友好的人际关系,以确保各种护理措施正常开展和实施。

(3)护理人员必须用心、用情与护理对象的联络与沟通,注重使用科学实用的沟通技巧。

(4)护理人员必须具备将心比心换位思考的意识,能够理解护理对象的生理病痛、心理问题和家庭社会负担,减少其角色冲突,促进其角色转换。

第四节 护理人员的心理健康

护理人员的心理健康与否直接关系到患者的护理效果,只有心理健康、充满人性关怀和人文意识、人格健全的护士,才能将护理技术顺利完成,确保护理在整个医疗过程的积极作用。所谓"医者父母心",就是要求护理人员要具备仁爱之心、耐心、责任心和细心,在护理过程中承担照顾与关怀、执行与监督、沟通与保护、决策与管理、咨询与指导、教育与学习、研究与改革的岗位职责和角色任务,正如美国的特鲁多医生的墓志铭所言——"To Cure Sometimes, To Relieve Often, To Comfort Always.",翻译为中文即"有时去治愈,常常去帮助,总是去安慰"。

一、护理人员必须具备的健康心理

1.敏锐的观察能力 观察能力是衡量护理人员心理素质的首要标准,护理人员不仅要会用专业技术为患者解除病痛,还要具备敏锐的观察能力,做到目中有人、眼中有事,通过对患者外在表现的察言观色,推断其内心世界,并采取相应的有效措施,及时处理解决患者问题,使病人得到心理安慰,很好地接受治疗,加速疾病的康复。观察能力的培养一是需要学习心理学、人际学和护理学、医学相关理论知识,了解常见疾病的病因病理和临床表现,从而及时掌握患者病证的发展规律,做到有的放矢预见性地开展护理工作;二是必须理论联系实际,多深入接触患者及其关系人,探索不同患者的心理活动规律,因人因时因地给予相应的心理护理,逐渐积累护理经验;三是勤于思考,勤于钻研,在学习、熟练的基础上掌握护理的技巧。

2.良好的沟通能力　护理是与异常人群打交道的特殊职业,沟通能力是护理效果的保证。不同疾病、不同年龄、不同性别、不同职业、不同气质、不同学历的患者,心理活动和思想状态也会不同,配合治疗和护理的方式也必然因人而异,因此,护理人员要具体问题具体分析,通过准确精练的语言、和蔼亲切的神情以及实用的肢体言语,科学有效地与患者沟通思想,及时掌握情况,仔细分析,认真研究,并给予解决,才能使病人相信医院,消除顾虑,树立信心,产生安全感,安心接受治疗,使疾病尽快康复。

护理人员的语言沟通水平十分重要。同样一句话,不同的护士表达时表情或者音调不同,就会引起患者不同的心理反应,甚至产生相反的效果,这就要求护士要注意语言的培养,说话时不仅要内容细致准确、针对性强,并联系病人的心理实际,针对不同患者采用不同的沟通方式,确保态度亲切诚恳,体现出"良言一句三冬暖"的效果。在非语言沟通方面,护理人员必须关注患者的语气、语调、眼神、面部表情和手势等,细心观察,如癌症晚期患者对生命丧失信心,可能不配合治疗,护理人员在巡视病房时,多给予鼓励、谈心,或是握握手,给予一个鼓励的眼神、一个热情的拥抱,患者感受到人间的真情与温暖,能积极地配合治疗。护理人员要像亲人一般与患者沟通思想,及时获得心理活动信息,及时启发患者病人诉说,宣泄不良情绪,才能使病人有所了解。同时,护理人员如果能够做到"输液先输情",将患者当作自己的家人,或是不是亲人胜似亲人的境地,护患沟通的效果就会更加完美,因势利导地开展心理治疗,护理效果也就会更加明显。

3.科学的执行能力　执行能力是指理解、组织实施并完成任务的能力,良好的执行能力体现在对每个环节、每个阶段的工作流程执行一丝不苟、精益求精。护理人员的执行能力就是护理人员组织完成各项工作任务的能力,具体工作中的责任、心态、姿态、方法四个到位决定着护理质量的高低,护理人员科学的执行能力主要表现在工作的自觉与主动、注重护理细节、为人诚信负责、判断应变能力强、善于学习提高、热爱护理工作且有韧性、人际关系和谐、积极进取。

4.理智的调控能力　当前,我国医患关系和护患关系复杂,患者及其家属素质参差不齐,加上看病难、看病等客观原因,就医环境离老百姓的期待尚有一些距离,再加上少数患者就诊时因为离开熟悉的生活环境或因病住院不得不中断工作,出现情绪不稳定、感情脆弱、容易冲动,部分患者遭受疾病的折磨还要面临手术、死亡的威胁,心理上恐惧焦虑和不安,护理人员必须正确理解患者的心理世界和思想状态,有效地调整好个人的情绪状态,以饱满的精神面貌、积极的工作态度投入工作之中;护理人员要正确处理妥善解决所面临的许多复杂问题,当然有时护理人员自己的心情也不好,这就要求我们要镇静自己的情绪,运用理智沉着正确地对待患者,应从职业道德出发,并保持高昂的情绪、乐观的态度,绝不能将自己的喜怒哀乐施加于患者,对每个患者应一视同仁,不能感情用事,使每个患者都感到护理工作者对他们的关心和体贴。

二、护理人员的常见心理问题

1.自卑与无力感　护理人员见到太多患者因病情危重而痛苦呻吟、生活不能自理甚至死亡,可能会产生一种无力感;护理人员需要完成一部分生活护理,或是其他护理工作不能得到患者及其家属的理解,受到误解、非议甚至人身攻击,觉得自己低人一等,怀疑而产生自卑心理。

2.职业倦怠　多见于工作五年及以上的学历层次较高的护理人员,因为护理工作的单调、重复、烦琐,或是不能忍受工作环境的封闭、工作要求的严格、工作对象的特殊,不能正确对待患者及家属的不理解、不配合或其他伤害,不能敬业爱岗而产生厌倦心理。

3.焦虑恐惧　护理工作因为工作性质特殊、工作强度较大、突发事件较多,多数护士还要在晚班、夜班单独处理危机事件,或是因为三班倒的工作模式得不到家人的理解和支持,则会出现头痛、心慌、疲倦乏力、失眠、消化不良等生理反应和紧张、烦躁、焦虑、沮丧、埋怨、抑郁等心理。

4.冷淡麻木　因为护理工作的重复、单调,少部分护理人员注重护理技术的运用,忽略护理过程中的人文关怀,或是受到患者及家属的非议和伤害以及医院不公正待遇,护理人员可能抱着不求有功但求无过、做一天和尚撞一天钟的心理,只是应付性完成本职工作,不愿意与患者沟通,不喜欢与他人交流,丧失工作激情而出现冷淡麻木心理。

5.功利主义　少数护理人员受社会不良风气影响,价值观、世界观和职业观偏离社会主义核心价值观的要求,工作不讲奉献讲待遇,生活过于看重实惠和利益,过于功利主义。

本章小结

本章主要介绍了护理人员的职业角色、护理人员的心理素质、人际关系和护理人员的心理健康四个方面的内容,学习重点为建立良好护患关系的方法和护理人员必须具备的健康心理,要求各位同学熟悉个人的岗位职责,建立良好的护患关系,克服和避免可能出现的常见心理问题。

(古丽博斯坦)

复习思考题

1.护士人员职业角色的主要工作内容有哪些?

2.培养良好心理素质有哪些具体的措施?

3.结合本章所学知识,谈谈作为一名护理人员如何避免常见的心理问题。

第八章　护理人员心理护理的程序与方法

📖 **学习目标**

- 掌握心理护理的概念、程序与方法。
- 熟悉心理护理的目标与原则。
- 熟悉患者角色适应不良的表现。
- 了解患者角色权利与义务。

📖 **知识点**

- 心理护理的概念;心理护理的原则;患者角色权利与义务;患者角色适应不良;心理护理的基本方法;心理护理的实施程序。

案例导入

　　患者王某,30岁,大量饮酒后因急性腹痛入院,以往有胃溃疡病史,经体格检查,入院诊断为胃溃疡穿孔,遵医嘱胃肠减压,护士小张在给患者插胃管的过程中发现患者并不配合,表现得十分焦虑、恐惧。于是小张耐心地和患者进行交流,询问患者"你有什么问题吗?"患者焦虑地说:"我的胃已经受伤了,很不舒服,现在又要插这么长的管子,会不会加重胃的损伤呢?"小张一边安抚患者不要担心,一边详细地解释了插胃管的作用,并告知患者操作中自己会动作轻柔,不会加重对胃的损伤。在护士的安慰下,患者很快平静下来,并配合护士完成了操作。

第一节　概　述

一、心理护理的概念

　　心理护理(psychological nursing)是指护士在护理过程中运用心理学的理论和技能,在良好的人际关系的基础上,通过各种方式和途径对护理对象实施积极的影响,改变护理对象的不良心理状态和行为,以恢复和增进护理对象的健康。

二、心理护理的特点

1.心身统一性与心理能动性 人是心理和躯体的复合体,从疾病的因果关系看,心理因素可引起躯体疾病,反过来躯体疾病可促其产生不同的心理现象,二者相互联系,相互影响。同时,人对客观事物的反应是一个主观能动的过程,心理护理可以使患者得到安慰、鼓励,变得坚强、有信心、积极主动。由此可见,实施心理护理有助于患者在疾病的治疗和康复过程中更好地发挥心理能动性,促进早日康复。

2.广泛性 心理护理的范围很广,患者从入院到出院期间,护士与患者接触的每时每刻,每项护理操作,都包含着心理护理的内容,它随时都会对患者心理产生影响。

3.复杂性 护理对象所患疾病不同,病情变化不同,加之每个人的心理健康水平,社会适应能力不同,决定了护士应根据患者的具体特点制订针对性的心理护理措施。护士在实施心理护理的过程中不能忽视环境对患者的影响,一方面树立良好的医德、医风;另一方面应主动帮助患者适应环境,改善人际关系,争取患者家属、朋友、同事的关心和帮助。

4.深刻性 患者的心理活动常难以觉察,必须通过外显的行为予以判断,而人们有时会有意识地控制自己的行为。这样从外显的行为来探究心理活动是一个由表及里的复杂的过程,需要通过观察、分析、综合推理、判断等思维过程,因此体现了心理护理活动的深刻性。

5.不可测量性 心理护理依靠护士的爱心、细心、责任心而发挥作用,从而给患者以实际的感受,因此它是不可测量、无价的。

6.前瞻性 对某些较严重的疾病通过早期资料的收集,评估与分析,能预测患者潜在的心理问题,起到有效预防的作用,因此体现了心理护理的前瞻性。

三、心理护理目标

心理护理的目标是护士在整个护理过程中通过积极的语言、表情、态度和行为影响患者,使患者在认知、情感、行为上发生变化,达到实现自我、完善自我、悦纳自我、满足需要,以及人际关系得到改善的最终目标。

四、心理护理的原则

1.主动性原则 心理护理同其他医疗工作一样具有服务性,护士在与患者交往过程中应主动融入爱心、耐心、责任心,给他们带来精神上的安慰,提供有效的服务,以满足患者的生理和心理需要。

2.保密性原则 护士在实施心理护理过程中涉及患者的隐私问题,必须为患者保密。尊重和保护患者的秘密和隐私。

3.尊重原则 护患关系是影响心理护理能否成功的重要因素。无论患者的年龄、职业、文化程度等如何,护士必须尊重每一位患者的人格,做到一视同仁、平易近人、诚恳、礼貌,使患者受到尊重。

4.启迪性原则 护士在心理护理过程中,应当应用相关学科的知识,向患者进行针对性的健康教育。给患者以启迪,以改变其认知水平,消除他们对疾病的错误观念,转变他们对待疾病和治疗的态度。体现以患者为主体的护理理念。

5.自我护理的原则 自我护理是一种为了自己的生存、健康及舒适,所进行的自我实践活动,包括维持健康、自我诊断、自我用药、自我预防、参加保健工作等,良好的自我护理是心理健康的表现,有助于维持患者的自尊、自信和满足其心理需求。因此,护士应启发、帮助和指导患者尽可能地进行自我护理。

第二节　患者角色、权利与义务

一、患者角色

角色,原意指戏剧舞台或电影中演员所扮演的剧中人物,由美国社会心理学家米德(Mead.G)将该词引入社会心理学领域。社会心理学中"角色"一词是指社会生活中的个体遵循社会期望,适应社会环境所表现出的与社会地位、社会身份相一致的行为模式、心理状态及相应的权利和义务。每个社会成员都要扮演一定的社会角色,并按其角色规定行事。

患者角色(sick role),又称患者身份,指社会确认的患病者应具有的心理和行为模式。此时患者的行为与承担的社会职能发生了改变,而且社会对他们的期望和态度也发生了变化。美国社会学家帕森斯(T. Parsons)于1951年提出患者角色的四个要素:①患者可从原有的社会角色中解脱出来,可酌情减轻或免除正常的社会角色承担的责任和义务;②患病超出了个体的自身控制能力,患者对于陷入疾病状态没有责任;③患病造成患者的不舒服或死亡,不符合患者的意愿,也不符合社会的期望和利益,因此,患者有使自己尽快恢复健康的责任;④患者应主动寻求医护人员、家庭、社会等的有效帮助,积极同医护人员合作,齐心协力恢复到健康状态。

然而,有些慢性病患者如艾滋病、成瘾物质的依赖、部分性病等患者并不完全免除正常的社会责任和义务,而是需要承担一定的社会责任,同时也存在着无病求医、有病不治者。

二、患者角色的权利与义务

1.患者角色的权利　①享受医疗服务的权利;②享有被尊重和理解的权利;③享有对疾病诊治的知情同意权;④享有保守个人秘密的权利;⑤享有免除或部分免除病前社会责任的权利。

2.患者角色义务　①及时寻求医疗帮助;②遵循医疗机构的各项规章制度;③尊重医务人员;④配合诊疗和护理,早日康复。

三、患者角色适应不良

1.角色行为缺如　又称角色行为缺乏,指患病的个体未能进入患者角色。表现为患者不承认自己有病或意识不到疾病的严重性,而不愿承担患者的权利和义务。其产生的原因很多,例如,某些情况下承认自己有病就意味着自身价值、社会功能的下降,可能会影响到自己的工作、婚姻、入学等。有时患者患病突然,没有心理准备,或病情严重,患者应用否认心理防御机制,否认自己有病,以减轻心理压力。角色行为缺如者不易与医务人员合作,影响疾病的治疗和康复。

2.角色行为冲突　患病后的个体应以患者角色为主,原有的其他社会角色变为从属地位。当某些患者其社会角色的需要强度超过求医治病的动机时,就会产生心理冲突,导致情绪障碍,表现为焦虑、愤怒、忧愁等,影响疾病的康复。患者角色冲突常见于有较强事业心、责任心的人,或长期承担某种社会角色形成行为习惯的人。

3.角色行为强化　是指患者在疾病痊愈后,仍然安于患者角色,不愿承担正常社会角色的责任与义务。常见原因是,患者患病期间得到较多的关注与照顾,导致依赖性增强,表现为不愿出院,不愿回到原来的生活和工作岗位;有些患者期望继续享有患者角色所获得的利益;或以此回避家庭矛盾,工作中的压力等。患者常表现为主诉身体的不适,或表现出焦虑、紧张、抑郁等。

4.角色行为减退　某些已进入患者角色的个体,在疾病未完全治愈的情况下,由于某些特殊的原因,过早的退出患者角色进入已免除的社会角色中,从事不应承担的活动,严重影响身心健康,以致病情加重。

患者角色的适应情况影响疾病的治疗及愈后,同时角色适应不良又受较多因素的影响,如个性心理因素、社会因素、经济因素、学识、经历等。这就要求护士在实施心理护理过程中应注意观察患者情况,了解角色适应不良的原因,通过情感支持和健康教育,寻求家属、单位的帮助等方法,帮助患者进行角色的适应和转换。

第三节　心理护理的程序及方法

一、心理护理程序的概念

心理护理程序是指护士在护理程序的指导下,采取系统的、连续的措施对患者的心理进行主动、全面的护理,使其达到最佳的身心健康状态。护理程序具有综合性、动态性和系统化的特点,心理护理程序的应用能系统解决护理对象的问题,使心理护理的实施逐步规范化、科学化。

二、心理护理的实施程序

按照护理程序对患者的心理反应实施有计划的、系统的护理,是一个综合的、动态的具有决策和反馈功能的过程。能够保证患者得到完整的、连贯的、专人负责的心理护理,同时注意应用的灵活性,即因人而异。主要包括如下几个方面。

1.建立良好的护患关系　建立良好的护患关系是保证心理护理顺利实施的关键,并应贯穿心理护理的全过程。需注意两个方面:第一,认真遵循伦理学三原则,在实施心理护理干预过程中,切实做到"无损于患者身心健康,不违背患者主观意愿,不泄漏患者个人隐私",因而赢得患者的信任,取得患者的合作。以期建立良好的护患关系,为心理护理的实施奠定基础;第二,实施有效沟通,护士要善于应用言语沟通和非言语沟通等交往技巧,主动与患者建立融洽关系。言语沟通方面,护士应注重文明性语言、安慰性语言、治疗性语言等的应用;非语言沟通方面,面部表情、目光接触、恰当手势、接触等技巧有利于改善患者的身心状态。

2.全面客观的收集资料　主要通过临床观察法、访谈法等全面采集能反应患者心理状态的各种信息,进而准确掌握患者的心理状态。如通过观察患者的动作、表情,通过家属、医务人员及医疗文件等渠道采集资料,进行综合分析。护士需收集以下几个方面的信息:

(1)一般情况:年龄、民族、婚姻、学历等,这些基本情况影响患者的反应状况、认知能力,与健康行为息息相关。

(2)躯体疾病情况:人的身心是统一的,生理问题与心理问题相互影响,在全面了解躯体疾病的状况下,有利于评估患者的心理反应。

(3)社会家庭反应情况:了解家庭经济情况、社会保障情况及家庭成员的反应,可以预测患者面临的压力及支持情况。

(4)生理功能变化:评估患者的食欲、排泄、睡眠等情况的改变,可以间接判断心理状态的改变,如患者是否存在焦虑、抑郁等情绪状态。

(5)自我认知:评估患者的认知能力、思维方式、人格特征和对应激的处理方式等,据此可以预测患者的负性心态,做好积极应对。

3.正确客观的心理评定　正确客观的心理评定,是指护士应用心理学的研究方法和工具,如心理测评量表,对患者的心理状态进行客观量化评估。针对不同患者心理状态的评估,需选用不同的评定方法和心理测评工具,以确保评估的准确性。既能发现疾病过程中患者心理状态的共性问题,又能识别患者心理状态的个性特征,如在特殊疾病、不同年龄、职业、文化程度、人格特征等因素的影响下,都可以通过量化评定获得比较全面、客观的资料,进而分析出问题的实质、原因、等级,进行针对性的护理。体现了心理护理的科学性、有效性。常用的心理评定的方法有分析法、心理测量法、现场实验法、问卷调查法等。

4.确定患者的心理状态和心理问题　确定患者心理状态应注意两个方面:第一,确定患者基本心理状态的性质,并分析出患者占主导地位、具本质特征的消极心态,即判定其是否存在焦虑、抑郁、恐惧等负性情绪;第二,确定患者消极心态的程度,以轻度、中度、重度进行区分。确定患者心理状态时本着既不忽视又不夸大的原则,为心理护理对策的选择提供有价值的参考。

5.分析心理问题的主要原因　当个体在遭遇疾病、意外等挫折时,所产生的心理反应的强度及采取的应对方式往往取决于个体的人格类型。而所患疾病的性质、程度等影响因素则处于次要地位。如病情较轻的患者可能会产生很强的负性情绪,而病情较重的患者却能保持良好的心态。

临床上常可见到患相同疾病的患者,因自身人格的差异如外向或内向、乐观或悲观等的差异,导致其心理上负荷程度不同,最终对疾病的发展和转归产生不同的影响。心理学家奥尔波特等研制的《焦虑状态—特质量表》,是一种可以用来鉴别个体在应激状态下产生焦虑原因的评定工具。

6.选择适宜的心理护理对策　上述环节为心理护理对策的选择奠定了基础,同时心理护理对策选择的恰当与否,则是影响心理护理质量的关键。尽管患者在疾病过程中的心理状态千差万别,但也有共性规律可循,即患者的心理状态是个性与共性的对立统一。因此对患者实施心理护理时,首先考虑患者心理状态的共性规律,选择并制订心理护理对策的总体模式及原则,实际应用中再结合患者的个性特征,举一反三,灵活应用,以使各类患者的心理问题能迎刃而解。

（1）针对不同年龄阶段的患者的心理特点选择对策：例如老年人、中年人、青年人、婴幼儿等不同年龄阶段的患者，虽然他们在患病时会因年龄的差异，在心理状态的表现形式上各有特点。如同样面对疾病，老年患者会有风烛残年的凄凉感；中年人会因家庭、事业的重担而长吁短叹；青年人会因意外的打击而自暴自弃；幼儿则是苦恼不止。无论哪一种情绪反应，都源于一个最本质的需求，那就是解除病痛、恢复健康。此时，护士应把满足患者的这个本质需求作为实施心理护理的指导思想，再结合患者的年龄特点等规律，归纳、总结出针对不同年龄患者的行之有效的操作规程，进而能及时缓解各类患者的心理冲突。

（2）根据患者的人格特点选择心理护理对策：针对具有焦虑情绪的患者，护士在实施心理护理时，对那些状态焦虑高于特质焦虑的患者，重点在于调动患者的内在潜力，改变他们对疾病的认知，最终强化他们对疾病的承受能力，同时协助他们掌握一些有效的心理应对方式，目的在于促其在疾病过程中能保持相对的心理平衡。针对状态焦虑和特质焦虑均高的患者，考虑到此类患者人格特质中对刺激敏感、反应强烈且难以排遣等特点，尽可能控制外来干扰因素，减少不良外来刺激给他们造成的心理压力。最终护士需综合考虑，因人而异的制订实施对策。

（3）探索适用的规范化临床应用模式：急诊观察室、重症监护室、手术室等特殊科室的患者因患者病情危重或变化快等特点，护理过程中需具有较全面的临床护理知识和经验的护士来进行。人际沟通经验不足的年轻护士，有时会因工作方式及工作用语的不当而加重患者的心理负担。所以制订一些针对特定场合、比较规范的专用解释性用语，避免因护士个人因素给患者造成的医源性心理负担，有利于良好护患关系的建立，促进患者身心得康复。

7.观察评估效果　心理护理效果的评价是一种综合评价，包括患者的主观体验及更能反映心理护理效果的一系列生理、心理指标。应建立起一套心理护理效果的评价体系及规范统一的评定标准。

8.确定新的方案　护士在前面心理护理效果评定的基础上，对前面心理护理实施的效果进行总结，并根据不同的结果确定新的方案。如经心理护理后患者达到了良好的身心状态，可适时中止对他的个性化心理护理；对于消极情绪状态得到部分改善的患者，应注重改善和加强心理护理的效果；对于消极情绪状态未得到改善的患者，需深入地分析原因，积极调整心理护理的对策。

对于临床护理人员来说，患者的心理状态总是受到疾病、人格特点、环境等因素的影响而发生变化，因此心理护理的过程是一个动态、循环往复的过程，心理护理的程序是相对的，心理护理的理论也需在临床实践中不断地发展和完善。

三、心理护理的基本方法

（一）心理支持法

心理支持法是实施心理护理的常用方法，通过给予患者多方面的支持和帮助，使其能适应所面对的现实。心理支持法具有简单易学、行之有效的特点，成功的心理支持必须建立在良好的护患关系之上。护士通过和患者之间的沟通，深入了解患者存在的心理方面的问题，进而给予相应的心理支持。

1.倾听　倾听是心理支持法的基本技术要求，耐心聆听患者述说内心的烦恼、问题或需要。通过倾听深入了解患者的内心活动。倾听过程中要求护士具有耐心、同情心、责任心，以促进良好护患关系的形成。倾听过程中护士可以通过目光注视、点头等动作或用"是吗""我能理解"等语言表示对患者的关心、理解，使患者感受到温暖、亲切，以消除顾虑，内心压抑的情感得以表达，同时促进良好护患关系的建立。

2.安慰与鼓励　患者因为疾病本身及疾病对家庭、工作等带来的影响往往会有焦虑、恐惧甚至绝望，丧失生活的信心和勇气。此时，护士应通过恰当的语言和形式给以患者鼓励和支持。如介绍相同病症的成功案例，同时向患者仔细讲解疾病的现状、治疗及愈后等方面的信息，使其接受现实，以积极的态度和行为面对疾病。

3.解释、建议和指导　当患者对自己的病情、诊断、治疗及愈后等存在问题或疑问时，应给予合理的解释或指导，分析解释应力求语义明确，通俗易懂，以消除其顾虑或误解。同时，应强调心理状态、应对方式与疾病的关系，有助于患者重新调整对疾病的认识与态度。还可以根据患者的实际情况提出建议，以供患者选择。

（二）心理疏导法

心理疏导法是护士面对患者时以准确、灵活、适当的语言对患者存在的心理问题进行疏通和引导，激励患者自我领悟、自我认识和自我矫正，促进心理康复的过程。针对患者心理问题的护理，心理疏导法与心理支持法相比更加具有针对性。心理疏导的方法很多，语言是心理疏导疗法的基本工具。心理疏导法的基本内容有以下几个方面。

1.使患者能够客观地认识自己的境况　使患者从一个新的，更加全面的角度来客观认识自己的处境和面临的问题。使其有所领悟，分析自己压力产生的原因是否与自己的期望值过高有关，促进转化即帮助患者依据客观现实，调整自己的期望值，进而寻求合理的、针对性的解决问题的方式。

2.帮助患者认清自己应对困难的能力　面对疾病等问题时，如果患者不能客观、正确地认识自己的应对能力，会给患者带来各种各样的烦恼与问题。有些患者太过盲目与乐观，往往因过高估计自己而造成更大的精神压力；反之，缺乏自信，过低估计自己使患者悲观失望。因此，护士应帮助患者结合目前的健康状况，正确评价自己的应对能力，进而做出恰当的选择。

3.鼓励患者建立适当的宣泄途径　帮助或引导患者创造某种条件、情景，以合理的方式把压抑的情绪倾诉和表达出来，以减轻和消除心理压力，稳定思想情绪。患者因疾病及疾病对家庭、工作带来的影响，而承受非常大的心理压力，过高的压力不仅导致情绪、行为的改变，严重时可导致精神崩溃，影响疾病的治疗效果。特别是受东方传统文化的影响，人们面临问题时一般选择去压抑自己情感。因此，护士在工作过程中应及时引导患者通过适当的方式来宣泄自己的负性情绪，以减轻心理压力。

4.引导和帮助患者培养稳定的情绪　心理疏导的目标在于引导和帮助患者形成稳定的情绪。当患者面对心理压力时，除了引导其客观认识自己的境况与应对能力，采取合适的宣泄途径，还要教会患者自我管理情绪的方法。帮助患者分析问题时强调外因需通过内因起作用，使患者明确自己的问题尤其是心理上的困扰，问题的解决关键还在于自己。从而调动患者的主观能动性，使其能直面困难，主动调节自己的情绪，使自己达到最佳的身心状态。

(三)放松训练法

放松训练法是一种在神经、内分泌及自主神经系统的协调配合的基础上,通过训练有意识的控制自己的生理、心理活动,改善机体紊乱功能的心理护理方法。放松具有良好的抗应激效果,可以帮助患者调节紧张、焦虑的情绪,消除疲劳,从而有助于疾病的治疗。放松训练是护理工作中常用的治疗方法,具体来说有渐进性放松训练、腹式深呼吸法和自我放松法。

(四)改变认知法

改变认知法作为近年来发展起来的心理治疗方法,在临床心理治疗中应用广泛,重点在于改变患者的不良认知模式。试图通过患者改变对自己、他人或其他事的看法和态度来解决自己的心理问题。具体方法如下:

(1)依据认知情绪理论,让患者明白个人对事物的看法会影响自己的心理状态和行为。

(2)帮助患者理清思路,找出自己的问题,让其认识到自己的错误的或不合理的认知是引起不良情绪的主要原因。

(3)帮助患者改变自己的不合理认识和信念。从而树立新的合理的理念,最终形成积极乐观心理状态。

本章小结

本章主要介绍了心理护理的概念,心理护理的目标与原则,患者角色的概念,患者角色权利与义务,患者角色适应不良,心理护理的程序及基本方法。

重点内容为心理护理的概念、心理护理的程序与方法。要求同学们能熟练掌握心理护理的相关理论与技术,适应医疗、护理模式的转变,为以后有效地开展临床心理护理工作打下良好的基础。

(于利伟)

复习思考题

1.简述心理护理的概念。

2.心理护理的基本方法有哪些?

3.简述心理护理的实施程序。

第九章　临床常见患者的心理护理

📖 **学习目标**

- 掌握门急诊、危急重症患者、手术患者和传染病患者、临终患者的心理护理要点。
- 熟悉精神障碍患者的心理护理要点,了解精神障碍患者的常见临床表现与心理。
- 了解慢性病和老年患者心理特征和护理要点。

📖 **知识点**

- 精神障碍的基本概念;传染病的定义;临床常见患者的心理护理要点。

第一节　门急诊患者的心理特征与心理护理

急症病人往往由于发病急骤、病情凶险、病情变化快,病人常有紧迫感、危急感,甚至濒死感。处于危机状态的患者心理活动十分复杂这就要求医护人员要善于用语言行为开导、亲切的语言、和蔼的态度、愉快的情绪、端庄的仪表、耐心的解释、准确而熟练的技术操作,能解除患者心理上的不安和恐惧,从而提高急诊护理的效果,提高抢救质量,从而达到治疗所需要的最佳心理和生理状态。

一、门急诊患者的心理特征

(一)焦虑和恐惧心理

由于起病急骤、发展迅速、病势凶猛,病人对突然患病缺乏足够的心理准备,且没有安排好工作和家庭生活,加上疾病所带来的痛苦,导致病人心情紧张、焦虑和烦躁。入洗胃间、抢救室的病人,对室内的各种医疗设备感到恐惧。清醒后的病人目睹医护人员严肃的表情和紧张的抢救工作,连接身体各部位导管是病人活动受限,被动地较长时间处于一定的体位。对一系列的检查和治疗措施,病人都感到陌生。大出血的病人再次看到大出血、清创缝合的病人看到手术器械及疼痛刺激,这些都会使病人产生恐惧不安的情绪。病人本身对患病也有巨大心理压力。如心肌梗死病人,可因持续剧烈痛而产生恐惧不安的情绪。

(二)优先感

许多急诊患者及家属往往认为自己的疾病最重,须优先处理。对分诊护士安排的轻重缓急的就诊次序不理解,出现不满的情绪,有些患者甚至表现出不理智的言语和行为,从而加重了病情,也阻碍了医护人员对病情的顺利诊治,干扰就医环境。

(三)孤独和疑虑心理

病人担心别人远离自己,希望得到家属、医护人员的关心,陌生的环境,陌生的病友,病房内的病种不同,病情千变万化,容易加重病人的不安全感,产生孤独,病人担心自己的病会加重,治不好,期盼早日痊愈。尤其身边无子女、失子丧偶的孤寡老人,他们往往感到特别忧伤、孤独、无助。

(四)自卑心理

工作或家庭中的矛盾造成的自杀行为,一旦被抢救成功,病人清醒时往往有自卑心理,他们感到想死不成,无脸活在世上,怕被别人瞧不起,受到歧视。

二、 门急诊患者的心理护理

(一)快速准确分诊

主动热情接待接待患者,快速、准确分诊,使他们尽快就诊。迅速、敏捷地观察和判断病情,采取果断有效的急救措施,如吸氧、吸痰、建立静脉通道等,以娴熟的护理技术、沉着而冷静有序地为患者做好各种急救操作,使患者及家属在心理上感到信任满足,情绪稳定。暂时不能满足患者即刻就医的,应耐心解释以取得理解,避免患者与家属出现不良的情绪和心理反应,造成不良后果。

(二)对于急危重患者,医院可时刻开通"绿色通道"

对于急危重患者,实行"绿色通道",可"先抢救后挂号,先抢救后付费"。以安全、畅通、规范、高效为目标,尽早安排检查,治疗和护理操作相对集中进行,不免医疗救治时间的延误,减少患者的痛苦与潜在的危险,使患者尽可能得到安静舒适的状态,稳定患者的心理,缓解紧张情绪,以达到最佳救治效果。在抢救的同时,给患者心理上和生理上的安慰、精神上的安慰及鼓励,满足患者的心理需求,调动患者的积极性和潜在的力量,提高应激能力和对疾病的耐受能力。

(三)营造一个温馨友善、互助有序的就诊环境

对于大多数患者而言,医院都是一个陌生的环境。患者希望与护士交流,了解医院的环境,了解医院的医疗现状,了解将为自己诊治的医生以及自己所关心的其他问题。护士在维持就诊秩序的同时,应主动向患者介绍急诊科的设施和布局、急诊科就诊患者的特点、有关治疗和作息时间的安排以及医院的相关规定,使他们尽快熟悉环境,消除陌生和恐惧感,自觉遵守医院规定和配合诊疗。

(四)尊重患者及家属的知情权和隐私权

及时向他们解释或通告病情、治疗方案和预后的变化。耐心倾听患者诉说对其疑问及

时解答,尽量消除顾虑,促进相互理解。注意保护患者的隐私权,维护其身心的完整性,以利于患者的救治和康复。对待患者要热情真诚,处理问题要沉着果断,以精湛的急救技术和良好的沟通技巧来赢得患者的信任。对家属提供适当的心理安慰,在不影响治疗的情况下,尽量让家属陪伴患者,消除其孤独感和无助感,使患者心理得到支持与稳定。对孤独老人,我们要用实际行动、真挚的情感去关心、体贴、爱护照顾他们的生活,使他们全力以赴地配合治疗。

在急诊科这一特定的环境里,面对的大多是急危重症患者,时间紧、病情重,要充分体现人性化护理,所以急诊科护士要雷厉风行,态度要和风细雨,达到高水平的救护质量,建立良好的护患关系。但是随着人们法律意识的增强,还要求我们不能随意承诺和保证。预后,避免使自己的工作处于被动局面。

第二节　手术患者的心理特征与心理护理

对接受手术的患者而言,手术无疑是一种比较严重的应激反应,这种刺激可能引起消极的心理反应,可直接影响手术的实施及预后。如果手术前过度紧张、焦虑和恐惧,可能导致呼吸心率加快、大汗、颤抖、睡眠障碍等,影响患者血压和手术过程,严重焦虑的患者手术后疼痛和伤口的愈合等也会受到影响。

因此,护理人员必须及时了解手术患者的心理特点,采取相应的心理护理措施,减轻患者的消极心理反应程度,使患者能够顺利度过手术难关。

一、 手术患者的心理特征

(一)手术前患者的心理特征

手术前患者的心理反应主要是担忧、焦虑和恐惧。国内学者相关研究表明,大多数择期手术的患者术前存在明显的焦虑(76%),而必须手术和病情严重者术前焦虑比较少(24%);另外,患者入院后 24 h 的焦虑最明显,焦虑的程度和持续时间与患者的人格特点有关。

艾森克人格调查(EPQ)显示情绪不稳定者焦虑程度高,持续时间比较长。患者手术前焦虑和恐惧的主要原因包括:

(1)患者对手术的安全性顾虑,特别是对麻醉,害怕手术中发生意外。

(2)担心手术效果,对医务人员的职称、年龄、工作经验等不放心。

(3)担心手术费用、家庭关系和将来的工作等。

(4)惧怕手术疼痛,害怕手术环境等。

(二)手术后患者的心理特征

1.焦虑心理　术前焦虑水平高的患者,手术后焦虑仍较高;对手术结果期望过高的患者表现烦躁,渴望知道手术情况和效果。

2.悲观和抑郁心理　一般重大手术有可能引起部分生理功能丧失、体相改变或留下后遗症等,常常使患者产生愤怒、自卑、焦虑和人际关系障碍;患者还可能因手术后疼痛、一时不能生活自理、长期卧床,难以工作、孤独等产生悲观抑郁情绪,表现为抑郁失望、自我评价降低、睡眠障碍、缺乏动力、自责,甚至出现自杀念头和行为。

3.依赖性增强　患者术后恢复过程中可能出现依赖性增强、行为退缩等现象,表现为迟迟不敢下床活动、生活自理能力下降。

二、手术患者的心理护理

(一)手术前患者的心理护理

手术前患者的心理反应水平影响手术过程和预后,而且心理反应个体差异大,护理人员应根据个人心理的程序和种类,进行有针对性的心理护理。术前心理护理主要包括以下几点。

1.建立信任,耐心倾听,换位思考。

2.提供相关信息　手术前患者的许多心理反应多与缺乏有关信息有关,护理人员应在手术前和手术后及时提供相关信息,如耐心介绍病情,阐明手术的重要性、必要性,同时应向患者及家属介绍手术的复杂、风险性和手术方案的实施过程,使他们感到护理人员对其疾病的认真负责态度,增加安全感,减少焦虑和恐惧。

3.学习行为控制技术　指导患者学习行为控制技术,如深呼吸、放松疗法、转移注意力法等,以增加患者自我控制和调节行为的能力,减轻焦虑和身体不适。

4.增强患者的社会支持　通过安排已经手术成功的患者同住一室,加强患者与病友之间的沟通,通过手术成功病友的现身说法,提高患者对手术的自信心和安全感。同时,应调动患者的生活支持系统,如同事、亲友等的关心、鼓励。

5.减少环境对患者的影响　理想的手术环境应安静、清洁、整齐,各种手术器械应掩蔽,避免增加患者的恐惧和紧张。在患者手术等待过程中,应安排护理人员陪同在患者身边,不能将患者单独放在手术室等待。

(二)手术后患者的心理护理

1.及时反馈信息　及时向患者反馈手术情况及效果,减轻患者的顾虑;对手术是否顺利、病灶是否切除等都应及时客观地告知患者及家属,针对性地解除患者的疑虑。

2.正确处理疼痛　护理人员应及早告知患者手术后几天伤口可能出现的疼痛,让患者对疼痛有思想准备;主动关心对疼痛忍受力比较差的患者,给予理解和同情,指导患者使用深呼吸、放松和转移注意力等方法减轻疼痛的不适感受,必要时可以加用镇痛药。

3.加强手术后的康复指导　讲解有关手术后康复的知识和方法,调动患者的主观能动性,对患者的进步应及时给予鼓励。

4.促进手术后形体部分缺失者的自我悦纳　此时的患者由于生理功能被破坏或残缺,应及时给予心理支持;鼓励患者勇敢面对现实,以积极态度看待人生,迎接生活的挑战;主动帮助患者提出一些补救方法,正视生活,接纳现实。

第三节　急重症患者的心理特征与心理护理

危急重症患者是指临床病情急骤危重,救治困难,随时都处以死亡威胁之中的患者。临床上常见的原因有心搏骤停、休克、昏迷、大出血、主要器官功能衰竭、各种急性中毒等。危急重患者除了一般患者的心理问题外,还有其特殊的心理特点,在护理过程中应高度重视。

一、急重症患者的心理特征

急性期患者大多病情危重,需要紧急处理,患者的心理反应往往非常强烈。患者对突然发生的变故缺乏心理准备,常会导致复杂的情绪反应和行为反应,如惊慌、恐惧、焦虑、急躁、孤独、压抑等心理,有的患者还会出现幻听、妄想及轻生念头等。

由于急性期患者的生理功能减退,心理功能也相应受到损害,危急重症患者产生强烈心理反应的原因与疾病的威胁和环境等因素有关。当患者意识清楚,目睹医护人员严肃的表情、紧张的抢救过程、各种器械如监护仪器发出的声音等,都会对患者产生巨大压力,患者常常处于恐惧抢救治疗的痛苦和对生命渴望的矛盾中,产生严重的心理冲突,致使心理护理比较困难。器官功能障碍和治疗过程带来的脑功能损害,也会导致心理方面的改变。

(一)起病急且严重的患者

起病急且严重的患者,如急性心肌梗死的患者,因持续剧烈疼痛和骤然起病,常会产生严重的恐惧和紧张。患者表现为不敢移动、翻身、冷汗、惊慌失措等。患者的焦虑和恐惧常使病情加重不利于治疗与康复。所以,及时给予心理护理非常重要。

(二)突然遭遇意外事故的患者

突然遭遇意外事故的患者,由于严重的急性心理创伤,疾病初期常表现为"情绪休克"状态,患者表现为惊慌、恐惧面容、缄默、木僵、表情淡漠,有时会出现愤怒和拒绝治疗等。

(三)经过抢救生还的患者

当危急重症患者经过抢救生还,由于迫切渴望生存和康复,常会表现为以自我为中心,对其家属和医护人员产生依赖,患者角色可能出现强化。

(四)病情重、病程长、常反复的患者

病情重、病程长、常反复的患者,如慢性心力衰竭、尿毒症等,因病情反复,有求生困难、求死不能的感觉。患者常处于一方面惧怕死亡,另一方面又怕疾病折磨和麻烦家人的心理冲突中。

二、急重症患者的心理护理

(一)沉着冷静处理患者的情绪

危急重症患者情绪反应激烈、求医心切,而且情绪直接影响病情。因此,在患者入院48 h内,护理人员必须及时给予干预,缓解患者的紧张、恐惧和焦虑情绪,主动询问关心爱护患者,与医务人员紧密默契配合,做好心理支持和调适。

（二）加强保护性医疗制度

对危急重症患者切忌在患者面前病情，应向患者家属或单位领导交代病情，特别是预后不好的，应交代家属或其他人员不要在患者面前流露，以免影响患者的情绪。同时应做好家属的工作，使家属有充分的心理准备。

（三）做好心理支持和调适

护理人员对危急重症患者应给予恰当的安慰和耐心指导，让患者感受到医院的温暖和安全。从而减轻患者的恐惧、紧张和焦虑不安的情绪反应。另外，充分理解患者的过激行为，如拒绝治疗、愤怒、多疑等，不能够讽刺和训斥；对患者不恰当的行为，可用认知疗法改变患者的错误认知和应对方式，使患者能够主动配合治疗和护理，充分调动患者自身的能动性。

（四）创造舒适的治疗环境

为患者创造舒适、安全、优美的治疗环境，减少环境中的不良刺激，如各种仪器的声音、临床患者的影响等，如遇抢救患者时，应用屏风遮挡患者。

第四节　慢性患者的心理特征与心理护理

慢性病是指病程超过 3 个月、症状相对固定，常常缺乏特效治疗的疾病。

一、慢性病患者主要的心理特征

（1）主观感觉异常、情绪抑郁、怀疑心理、患者角色强化、药物依赖或拒药心理。

（2）慢性病患者常常把注意力转向自身，感觉异常敏感，对其他事物很少关心。慢性病迁延不愈，给患者的事业、家庭、社会活动带来许多负面影响，使患者沮丧、失望、自卑和自责，对治疗缺乏信心，悲观失望。

（3）慢性病病因复杂、病程长、其治疗效果不明显，患者对疾病缺乏正确认识而怀疑诊断、治疗及医护人员的技术水平。

（4）长期患病会导致患者依赖性增强，变得退缩，回避现实。

（5）长期的药物治疗会导致患者产生对药物的依赖，不敢换药或停药。

（6）少数患者担心药物副作用大，产生恐惧心理而拒绝药物治疗。

二、慢性病患者的心理护理

慢性病的综合治疗是一个长期的过程，心理护理必须注意以下几个方面。

（1）对患者进行健康教育，帮助患者进行自我健康管理，包括学习与疾病相关的知识、科学饮食和运动锻炼的方法。

（2）充分理解和尊重患者，给予心理支持和安慰，帮助患者建立社会支持系统，树立战胜疾病的信心。

（3）帮助患者识别自己的情绪变化，培养积极乐观的情绪，以利于机体的康复。

第五节　老年患者的心理特征与心理护理

一、老年患者的心理特征

老年人各系统生理机能衰退,心理特征改变,易产生焦虑不安、恐惧心理。一般所患疾病为慢性或老年性疾病,当某种疾病较重而就医时,他们对病情估计较悲观,心理上也出现无价值感和孤独感;住院后常规生活受到扰乱而难以适应,饮食起居、休息睡眠等均受干扰,易抱怨治疗的环境条件,过于依赖医护人员及其家属。

二、老年患者的心理护理

不同老年患者,应遵循心理护理程序,通过观察、晤谈及必要时的问卷调查等手段,对患者做出综合心理评估与护理诊断,同时制订相应的心理护理计划,通过心理教育、指导、心理治疗技术、环境改变等一系列措施,达到护理目标。

(一)充分理解尊敬老人,询问他们的愿望和要求

首先言行举止要恰当。对其称呼要恰当,要有礼貌,举止要文雅。耐心倾听老人讲话,不可随意打断患者的谈话,表现出不耐烦情绪。要谅解老人的健忘和唠叨,避免奚落和讥讽,更不能说"你怎么像小孩一样"而损伤其自尊心。如不超出原则,能办到的事要尽量按照他们的要求去办。生活上可多给予关心和照顾,让他们感到住院方便。注意了解老年患者的饮食及睡眠情况,充分为其创造良好的休息环境,尽量减少刺激,避免打扰他们的睡眠,保证他们能充分安静的休息。

(二)多陪伴鼓励老人

老年患者住院,比中青年更容易产生孤独感,此时要尽量积极争取家属亲友和单位同事的默契配合,要让亲人时常陪护。护理人员也应经常与患者交流,耐心倾听他们诉说疾病的痛苦与烦恼,多笑脸、多安慰、少刺激,满足老年患者的心理需要。

(三)及时发现异常心理,采取针对性的心理护理措施

良好的情绪状态是疾病康复的主要因素,尤其是老年人随着机体康复能力和免疫功能下降,更需要稳定的情绪和治疗疾病的信心,所以及时发现老年人的异常心理显得尤为重要。老年患者若住院时间长,久治不愈,经济困难,会认为给儿女带来麻烦,产生放弃治疗的心理。有些老年人怀疑自己得了不治之症或留下后遗症,或怕儿女不孝顺而不给予治疗,从而产生恐惧心理,表现为烦躁不安、食欲不振、失眠等。对这些异常心理,护士要仔细观察,进行针对性的护理,以消除误解,稳定情绪,增强战胜疾病的信心。

第六节　传染病患者的心理特征与心理护理

传染病患者不仅要忍受疾病的痛苦,还要承受自己成为他人传染源的心理压力,除了一般患者患病后的心理反应外,还有与传染病有关的心理特点,因此,护理人员必须考虑此类患者的心理特点,实施针对性的护理。

一、传染病患者的心理特征

(一)愤怒不平心理

不少传染病患者得知自己患某种传染病后,常常表现出愤怒、不平。患者一面悔恨自己因大意染病,另一方面又怨天尤人,憎恨别人把疾病传染给自己,甚至迁怒于他人,个别患者可能还产生憎恨和报复心理。

(二)自卑心理

患者一旦因病需要隔离,再加上周围的人因害怕被传染而疏远患者,患者有一种被抛弃感,会感到自卑,无价值感。

(三)孤独心理

由于医院对传染性疾病的隔离要求,患者自己和亲人之间都担心发生传染,客观和主观的原因,都会使患者感到被疏远,其社会交往的需要和爱、归属的需要得不到满足,患者会产生孤独感。同时,患者表现为不敢对人直说自己患什么病或回避一些社交活动等。

(四)敏感多疑心理

少数传染病病程长、根治比较困难,患者易悲观、失望、敏感和多疑,对别人的言行容易产生联想,常常主观揣度病友对自己的看法。另外,他们格外关注自己身体情况,对各种化验检查结果、药物疗效、不良反应等都十分敏感和在意。

二、传染病患者的心理护理

(一)尊重、理解患者

充分理解患者的苦恼和愤怒,传递对患者的尊重。护理人员在工作的言语行为对患者影响较大。因此,护理人员在工作中应注意不能够流露出害怕被传染或对传染病患者有歧视的态度、言语或表情。护理人员的尊重、理解和接纳就可减少患者的愤怒和不平。

(二)引导患者科学认识疾病

护理人员应主动向患者及家属讲解所患传染病的性质、传播途径和预防措施。指导患者采取科学的态度认识传染病的危害性和隔离的意义,使患者能够自觉遵守隔离制度。

(三)创造良好的环境

创造良好的环境、治疗环境,使患者在隔离治疗期间生活尽可能方便,特别是需要进行严格隔离的患者,应提供良好的家属探视条件,如电视探视等,满足其社交和爱的需要,从而减少患者的孤独感和自卑感。

（四）树立战胜疾病的信心

某些传染性疾病根治比较困难、病程长、治疗时间长、易留后遗症等，容易使患者产生对治疗缺乏信心、依从性差等。护理人员应关注患者对自己疾病的看法，积极安慰和鼓励患者，帮助患者树立战胜疾病的信心。

第七节　肿瘤患者的心理特征与心理护理

肿瘤是当前危害人类健康导致死亡的三大疾病之一，随着工业的发展，环境污染加重，患病人数逐渐增加，年龄趋向年轻化。肿瘤患者具有一些特殊的心理特征，护理人员必须针对异常心理采取相应的护理措施，做好心理护理。

一、肿瘤患者的心理特征

（一）休克-恐惧期

人们对恶性肿瘤认识上存在片面性，普遍认为癌症是"绝症"，谈癌色变。病人常表现为忧心忡忡、心情紧张及对医护人员的言语、态度十分敏感，或惶恐不安、唉声叹气，感情十分脆弱。

（二）否认-怀疑期

患者在疾病确诊前常有恐癌心理，怀疑自己的病可能是癌症，而一旦被确诊为癌症，病人又怀疑是否是医院误诊搞错了，对恶性肿瘤的诊断产生怀疑，不愿也不敢相信。表现为烦躁、紧张、焦虑，反复到各大医院进行重复检查，八方寻医求证等。此阶段还可出现否认回避心理和幻想心理，病人的癌症诊断一旦被确诊，患者对病情以及任何事情都采取回避态度。表现为沉默寡言，烦躁、激惹，心存幻想，否认癌症这个事实。

（三）愤怒-沮丧期

患者的幻想随着时间的推移破灭，确认患癌症无疑时，会认为自己的病不能治愈，是自己倒了霉，因而怨天尤人，烦躁不安，容易激动，不愿与人接触。把生的希望甚至日常生活护理全部都交付给了医护人员。表现为爱发脾气，苛求挑剔，以自我为中心，随时随地地要求医生护士给予关照。

（四）接受-适应期

患者对疾病有了充分准备，接受了现实，心理状态比较平静，"病人角色"的扮演相当"出色"。病人为了不让家人难过悲伤，亲人为了让病人安心治疗，彼此心照不宣，绝口不提病情。这时病人既不表现痛苦也不害怕，显得十分平静，愿意与家人待在一起，以得到精神上的鼓励和安慰；有的病人因疾病折磨想迅速死去，也有的病人留恋人生，愿接受任何治疗争取延长生命。

二、肿瘤患者的心理护理

(一)疾病早期的心理变化和护理

1.愤怒病人的心理护理　患者在确定自己患上恶性肿瘤后,会出现愤怒的反应,认为世界不公平,为什么偏偏选择自己,而后会将其愤怒的情绪转向他人,有的针对医务人员,有的针对家属。此时,我们对患者要采取忍让宽容的态度,与患者进行语言和肢体语言的交流,要在精神上给予支持,要耐心、细心,要有爱心,使其能正确地对待疾病,同时还要和患者家属沟通,提高家属参与的认识性,做好家属的动员工作,是扭转患者悲观心理的关键步骤。

2.恐惧、抑郁和否定病人的心理护理　恐惧是恶性肿瘤普遍存在的心理反应。文献报道,恶性肿瘤常见的恐惧,包括对疾病未知的恐惧、对孤独的恐惧、对疼痛的恐惧、对与亲人分离的恐惧,这些心理因素常常使患者产生消极的情绪,多数患者得知患癌症时,会有一个震惊时期,此期患者会极力否认癌的诊断,如怀疑诊断报告有误等,此时对待患者不必过早地勉强其放弃他的否认去面对现实,对于失去理智的患者,要多给予理解与照顾,并注意保护患者,当患者逐渐接受这个现实时,他会陷入极度的痛苦、绝望之中,这时更需要护士的体贴与关怀,与患者进行思想交流,列举治愈肿瘤患者的病例,也可让治愈好转的患者谈亲身的经历,以现身说法开导病员,使患者树立与疾病作斗争的信心。

(二)疾病治疗阶段的心理变化和护理

1.手术前后的心理护理　恶性肿瘤患者在治疗阶段,遭受着癌症的诊断和治疗的双重精神压力,且外科手术切除范围较广,常影响机体和肿瘤所在器官的正常功能。如截肢、人造肛门等,应深切理解患者的心理变化,术前协助医生耐心解释手术的必要性,认真做好术前准备,明确回答患者提出的问题,切不可说出消极的语言而加重患者的心理负担,用自己娴熟的技术取得患者的信赖、信任、配合。术后帮助患者重建机体机能,做好饮食指导,嘱患者多吃蛋白、低动物脂肪、易消化的食物,并定期复诊。

2.化疗、放疗患者的心理护理　由于化疗、放疗药物的细胞毒作用,临床上常伴有不同程度的不良反应及组织脏器的损伤,如恶心、呕吐、头晕、乏力等,加上治疗费用较高,常使患者的焦虑加重,因此治疗前必须认真做好解释工作,让患者理解治疗的作用、步骤、副作用和配合事项。治疗结束后,适时恢复部分工作,可使患者体会到自身的价值及在社会中的作用,从而重新振奋。

(三)疾病晚期阶段的心理护理

晚期恶性肿瘤患者随着机体功能的逐渐衰退,可表现为衰弱、疼痛、厌食等,给患者造成很大的痛苦,随着机体的逐渐衰退,患者可能放弃原来的活动,而形成恶性循环,此时应鼓励患者在病情允许的条件下,尽可能起床活动,不要过早的卧床不起。这样可延缓机体功能的衰退,还可使患者从自理中增强信心,同时要经常巡视,主动解决患者的需求。与患者家属沟通,因家属是患者最亲近、最相信的人,他们的鼓励和支持能使患者的心灵得到很大的安慰,对终末期的患者要尽量满足他们的需求,解除患者的痛苦,保持患者尊严,让他们平静地对待死亡。

第八节　精神障碍患者的心理特征与心理护理

精神障碍是指精神活动失调,导致认知、情绪、意志、行为等活动出现异常表现。它是目前国际关于精神类疾病通用的分类和诊断系统中正式采用的术语。精神障碍可分为重度和轻度两种,前者习惯称为精神病,患者有幻觉、妄想等精神病性症状,缺乏检验自我和客观现实的能力,如精神分裂症;后者称心理障碍,患者没有幻觉、妄想等精神病症状,对自我和客观现实具有检验能力,如神经症。

一、精神障碍患者的心理特征

精神障碍患者除有常见的抑郁、恐惧、焦躁、紧张不安等一般患者的心理表现外,发病时还表现出独特的病理心理。

(一)拒绝心理

拒绝心理也称为抗拒心理。精神障碍患者往往为防止被送进医院、离开亲人而拒绝承认患病从心理或情感上去除不愿接受的病名,以此来减轻自己的心理负担。严重可伴有强烈的反抗行为。

(二)负罪心理

恢复期的精神障碍患者往往会出现明显的负罪心理,为自己给家庭和社会所带来的影响感到内疚和自责。严重者会由于有罪恶感而使疾病症状复发或产生轻生的念头和行为。

(三)入侵行为

患者常把妄想当真,在妄想和幻觉的影响下,出现很多不合情理的行为,如精神分裂症妄想型患者会出现自杀、行凶等行为,而恐怖症、强迫症等可出现"迁怒"行为。

二、精神障碍患者的心理护理

(一)一般精神障碍患者的心理护理要点

1.热情友好接待,真诚关怀患者　我国目前多数精神病院尚属封闭式管理,患者一进入病房即会产生禁闭感,加之无陪员,又会产生陌生、孤独、恐惧、不安全感等。

心理护理时应做到以下几点:

一是患者入院时要热情接待,态度和蔼,不可因为是精神患者而嘲弄或嫌弃;二是对可以合作的患者要仔细地做好入院介绍,如作息制度、活动娱乐、探视规则等;三是尽量满足患者归属感和安全感,引导患者与相关医务工作者和其他病情稳定的患者交往,关心爱护患者,减少陌生和孤独感。

2.动员支持系统,满足合理需要　患者常因住院时间长思念亲人,不安心住院,表现为整日愁眉不展、忧虑、悲观等。

心理护理时应做到以下几点:一是在不影响治疗的情况下,根据患者病情安排家人来院探视照顾或定时准假让患者与家人共度节假日,议安慰思念之情;二是经常和患者谈心交往,尽量满足患者合理要求与需要,使其安心愉快地接受住院治疗;三是满足患者基本生活需要和心理需要,住院期间可通过安排丰富多彩的活动来排解患者的孤独感。

3.激发患者信心,努力抗击疾病　对反复发作的精神障碍患者,病情缓解、自我意识比较清晰期间,往往会感到十分自卑、内疚、绝望,感到自己给家庭、单位带来了麻烦、经济困难等,认为自己一切全完了,痛不欲生。

4.减少不良刺激,创造温馨环境。

(二)特殊精神障碍患者的心理护理要点

1.急性期或反复发作的精神障碍患者的心理护理要点　此类患者往往具有较严重的精神障碍和心理紊乱,丧失社会适应能力,人际交往过程唯我独尊,自省力减弱,拒绝治疗,可出现幻觉、妄想等。在发作期或无自知力期间,由于无法与患者沟通,心理护理效果往往欠佳,此时应给予患者更多的人文关怀,并从人道主义的角度出发,以稳定其情绪为主,使其安全顺利地度过急性期。

心理护理时应做到以下几点:一是选择合适的方法接近患者,防止发生正面冲突和情绪激化;二是对拒绝承认有病而不接受治疗的患者,护理人员可采用迂回方式进行交谈或劝解,以避免激怒患者;三是对有幻觉、妄想的患者可采用缓冲让步的方式进行交谈,以先稳定其情绪,再进行相应护理,可取得更好的护理效果。

2.躁狂状态的精神障碍患者的心理护理要点　此类患者常表现为兴奋躁动,情绪激动,言多好动,容易激惹。行为上表现为整日忙碌不停,做事有始无终,好表现和夸大自己,食欲强,睡眠差等。心理护理时必须做到循循善诱,劝说督促,因势利导;在保证患者安全的情况下,指导参加不同的运动、娱乐、游戏、阅读等集体活动;建立适合患者充分释放自己情绪的途径,让其过剩的心理能量得到疏泄和发散。

3.抑郁状态的精神障碍患者的心理护理要点　此类患者常表现为情绪低落,悲观抑郁,不思饮食,少言不动,思维迟缓,毫无自信,唉声叹气,对一切不感兴趣并丧失信心,严重者还可有自罪、自责和自杀企图等。

心理护理时应做到以下几点:一是加强心理支持,为患者制订一些简单易行、易于达到的目标,以增强患者治愈疾病的信心;二是鼓励患者尽量与大家一起活动,集体进餐等;三是创造良好的人际氛围,动员社会支持系统成员,保持轻松愉快的情绪,多与患者接触交谈,以影响和感染患者;四是对此类患者要随时提高警惕,关注其各种举动,严防自伤、自杀等意外发生。

4.偏执状态的精神障碍患者的心理护理要点　此类患者常表现为幻觉和妄想,无中生有,恶毒中伤,暴露隐私,怪异无常的味幻觉、嗅幻觉,还可见被迫害、被控制、罪恶、疑病等妄想。在幻觉、妄想的作用下,患者处处自卫或攻击他人,变得紧张、激动、恐惧。

心理护理时要做到以下几点:一是高度同情,认真耐心倾听患者述说;二是采用合适的方法接近患者,避免与其进行争论,不要直接否定或试图解释患者的一些怪念头;三是设法消除患者的敌意感,采用渐进的方法与患者进行与患者进行沟通或有针对性的解释;四是根据患者的具体情况,采用有效的方法,逐渐改变其病态观念,稳定患者情绪,为其他治疗和护理创造条件。

5.木僵状态的精神障碍患者的心理护理要点　此类患者常表现为处之不动、呼之不应,呈蜡样屈曲,小便潴留,意识清晰。

心理护理时要做到以下两点:一是用肯定积极的治疗性语言支持鼓励患者;二是注意自身行为,不可在患者面前随意谈论或窃窃私语。

6.拒食的精神障碍患者的心理护理要点　此类患者拒食的原因多种多样,护理中应明确其原因和特点,采用不同的方法,有针对性地进行心理护理。对木僵型拒食患者,可将食物放在床旁,当患者独处无任何干扰时,常会自己主动进食;对被害妄想型拒食患者,除努力劝食外,还可亲自品尝或让患者参加集体开饭,以解除患者疑虑;对罪恶妄想拒食患者,除努力劝导进食外,将饭菜搅拌在一起,示意患者通过吃这份剩饭可以弥补自己"罪恶",以督促患者进食。

7.有自杀企图的精神障碍患者的心理护理要点　此类患者表现为自责自罪、抑郁状态或被幻觉妄想支配。

心理护理时要做到以下几点:一是营造轻松的环境,对此类患者的心理护理应看似轻松自然,但实际需常备不懈、严加防备;二是深入了解患者自杀的原因,设法消除这些原因,采用有效措施加以防范;三是密切观察此类患者的情绪及行为表现,及时发现并加以阻止;四是加强人文关怀与护理,让患者从心理上逐步认识到生命的意义所在,逐步消除自杀心理的产生。

8.有逃跑行为的精神障碍患者的心理护理要点　此类患者多因自制力缺乏否认有病,拒绝治疗和社会支持,妄想有人害他、暗杀他或和医院串通而陷害他等。常因强烈思家、害怕住院,故千方百计地对抗住院,寻机逃跑或偷偷溜掉或公开逃跑。

心理护理时要做到以下几点:一是做好沟通工作,对患者多关心、多谈心,态度诚恳,避免争论,做好解释;二是提高对疾病的认识,承认有病才能安心住院或让患者参加集体户外活动;三是给予更多的人文关怀,减少患者疑虑,请家属多来探视,让患者时刻感受到别人的关心。

9.恢复期精神障碍患者的心理护理要点　此类患者自省力得到不同程度的恢复,将产生复杂的心理冲突。

心理护理时要做到以下几点:一是做好家庭和社会支持系统的工作,让他们理解和关怀患者,安排适当的工作;二是指导并帮助患者改善和充实生活内容,减少各种社会紧张刺激;三是指导患者了解精神障碍的知识及预防方法,做好出院指导;四是培养乐观性格,维护心理平衡,提高其心理免疫能力和社会适应能力。

第九节　临终患者的心理特征与心理护理

生老病死是人生的一个自然规律。在老年病房、重症监护病房、肿瘤病房等，我们经常会看见各式各样的临终期患者，他们处于生命中最痛苦的阶段，饱受疾病折磨，强忍心里的无助、悲愤和遗憾。如何帮助临终患者安详、舒适地走完生命的最后历程，是护理人员一个重要的工作内容。

一、临终患者的心理特征

（一）否认期

当患者得知病情严重时，都会感到怀疑、不承认，他们难以接受既成的事实，抱有侥幸心理，希望是医生诊断错了或仪器发生了故障，检查结果有误。患者表现为心事重重，烦躁不安，注意力不集中，四处求医或查询，患者表面上可能装得坚强，暗地伤心，容易莫名其妙地发火。

（二）愤怒期

当病魔进一步加重，患者的基本生理功能受到威胁，出现呼吸、循环、代谢、排泄等功能紊乱时，患者开始意识到自己疾病的严重性，往往会怨天尤人，抱怨老天爷为什么这样不公平，他们常常会将愤怒发泄在家属和医务人员身上，抱怨家人照顾不周，医务人员技术不精等。

（三）讨价还价期

此阶段患者已经明确知道自己疾病的严重性和可怕性，心理特点是求生、畏死与希望。他们对家人和护理人员也不再发火，表现平静、合作。他们开始祈求上苍，多做善事，希望能够得到上天的宽恕，扭转死亡的命运。

（四）抑郁期

病情向恶化方向发展，症状也越来越重，患者清楚自己的处境，认为死神已经接近自己，因此陷入深深的抑郁和极度的悲哀中。他们表现唉声叹气，多愁善感，认为自己病重，周围的人都要抛弃他，儿女不够孝顺等，对周围事物漠不关心，心事重重，反应迟钝等。

（五）接受期

患者明确认识死亡即将来临，不抱任何幻想和希望，并开始在心理上做好准备。患者此时身体多半很衰弱，大部分时间都是在嗜睡状态，有的还出现幻觉、谵妄等症状。患者清醒后多希望与亲人见面了却未了的心愿，见想念的亲人等。面对死亡的现实，患者无可奈何地接受和默认了，当患者认为自己重要的事情都安排好了，于是等待与亲人最终分别，等候死亡。许多患者对死亡有了准备，可表现出一种平和心态，但依然留念人生，依依不舍。

二、临终患者的心理护理

（一）用"心"去理解患者

临终患者即将走到人生的终点,回忆一生历程的坎坷、心酸、幸福、荣辱,患者会感到酸甜苦辣同时涌上心头,对未来的恐惧,是他们失去自尊和自信。护理人员应主动接近患者,倾听患者的诉说,鼓励患者把心里话说出来,对患者的唠叨不能有丝毫反感,只有用心去理解患者,与患者谈心,将心比心,才能帮助患者稳定情绪。

（二）用"爱"去关怀患者

细心、体贴、周到的护理,亲切的话语能让患者感到自己未被抛弃和疏远,护理人员应尽量满足患者的需要,让其感到社会、家庭、医护人员仍然像以往一样尊重他、爱护他、亲近他,这样可帮助其克服悲观、抑郁和绝望的心理。

（三）用"情"去感化患者

1.对否认期的患者　护理人员应耐心倾听,不要揭穿患者的心理防卫,也不要对患者撒谎。谈话时,应让患者述说他所知道的情况,护理人员应保持一种坦率、诚实和关心的态度,应使患者维持适当的希望感。

2.对愤怒期的患者　护理人员应认识到这是临终患者正常的反应,容许患者发泄愤怒情绪,当患者发泄完毕、心情平静后再用安慰的语言对患者进行安慰和劝解。

3.对抑郁期的患者　护理人员应鼓励患者倾诉内心不愉快的情绪,多给予支持和鼓励,护理人员应多抽出时间与患者交流,多陪伴患者,对严重抑郁有自杀倾向的患者应专人陪伴,随时安慰和鼓励患者,同时要鼓励患者亲属和朋友多来探视患者。

4.对接受期的患者　护理人员可根据情况与患者公开讨论病情,帮助患者保持平静心态对待治疗和死亡,并努力减轻疾病给患者带来的痛苦,鼓励患者接受恰当的治疗,树立与疾病斗争的顽强精神。

本章小结

本章介绍了门急诊、危急重症患者、手术患者、精神障碍患者和传染病患者、癌症患者、临终患者的心理特征和主要心理表现,同时对各类患者的心理护理进行较为详细的介绍。要求同学们掌握门急诊、危急重症患者、手术患者和传染病患者、临终患者的心理护理要点,熟悉精神障碍患者的心理护理要点,了解精神障碍患者的常见临床表现与心理,慢性病和老年患者心理特征和护理要点,精神障碍的基本概念,传染病的定义,树立心理护理是整体护理的一个重要组成部分的观念,从而将所学理论知识与临床护理实践有机结合。

（周玉芳）

复习思考题

1.危急重症患者的心理特征是什么？如何进行心理护理？

2.手术前后患者有哪些心理特征？该如何做好心理护理？

3.传染病患者的心理特征有哪些？该如何应用心理护理技术？

4.讨论并举例说明特殊精神障碍患者常见的临床表现及心理护理要点。

5.临终患者各期的心理特点是什么？如何在各期应用心理护理技术？

第十章　神经症与人格障碍患者的心理护理

📖 **学习目标**

●掌握神经症的概念、共同特征和病因,强迫症和神经衰弱的定义及主要表现,以及人格障碍的定义、病因、特征和诊断标准。

●熟悉自恋型、表演型、分裂型、强迫型、偏执型、反社会型、焦虑型和攻击型人格障碍的人格特征,以及人格障碍的心理干预措施。

📖 **知识点**

●神经症和人格障碍的概念、特征及病因;强迫症和神经衰弱的定义及主要表现;自恋型、表演型、强迫型、偏执型、反社会型和攻击型人格障碍的人格特征;人格障碍的心理干预措施。

第一节　神经症的概述

一、神经症概念

神经症旧称神经官能症,是一组非精神病性功能性障碍的精神障碍,主要表现为持久的心理冲突,患者能体验到这种冲突并感到痛苦,影响其心理功能和社会功能,但没有器质性病变作基础。

二、神经症的共同特征

(1)神经症是一组心因性障碍,人格因素、心理社会因素是主要致病因素,但非应激障碍。

(2)神经症是一组机能性障碍,障碍性质属功能性非器质性。

(3)神经症具有精神和躯体两方面症状,仅有精神症状无躯体症状者为精神痛苦。

(4)神经症具有一定的人格特质基础但非人格障碍。

(5)神经症各亚型有其特征性临床相。

(6)神经症是可逆的,外因压力大时加重,反之症状减轻或消失。

(7)神经症患者社会功能相对良好。

(8)神经症患者自知力充分。

三、神经症的病因

(一)社会文化因素

不同文化背景的人群神经症的患病率和表现形式有很大差别。农村和城市比较,神经衰弱、强迫症和恐怖症的患病率农村低于城市。与西方国家比较,中国人患神经症时多以头痛、失眠、肌肉疼痛等躯体症状为主,而西方人则以心境不佳、焦虑、紧张、惊恐等精神症状为主。在文化水平较低的人群中,迷信观念、错误传说、不恰当的卫生宣传等成为疑病症和恐怖症的发病诱因,而在文化程度较高的脑力劳动者之中,神经衰弱和强迫症患病率较高。

(二)遗传因素

遗传学调查发现神经症患者血缘亲属中患该病的比率高于一般居民,也就是说家庭遗传因素和教育环境属于神经症病因之一。神经症常见于情绪不稳定和内向性格的人,这类人具有多愁善感、焦虑不安、古板、严肃、悲观、保守、孤僻和安静等特点。

(三)精神心理因素

可以导致神经症发生有很多精神心理因素,比如说工作学习负担过重、突发事件导致的强烈精神刺激、暗示和自我暗示等。

第二节　各种神经症的主要表现

一、恐怖症

(一)定义

恐怖症是一种以过分和不合理地惧怕外界客体或处境为主神经症。病人明知没有必要,但仍不能防止恐惧发作,恐惧发作时往往伴有显著的焦虑和自主神经症状。病人极力回避所害怕的客体或处境,或是带着畏惧去忍受。

(二)诊断标准

以恐惧为主,需要符合以下六项。

(1)对某些客体或处境有强烈恐惧,恐惧和程度与实际危险不相称。

(2)发作时有焦虑和自主神经症。

(3)有反复或持续的回避行为。

(4)知道恐惧过分、不合理,或不必要,但无法控制。

(5)对恐惧情景和事物的回避必须是或曾经是突出症状。

(6)排除焦虑症、分裂症、疑病症。

(三)分类

1.场所恐惧症　害怕对象主要为某些特定环境,如广场、闭室、黑暗场所、拥挤的场所、交通工具(如拥挤的船舱、火车车厢)等,其关键临床特征之一是过分担心处于上述情境时没有即刻能用的出口。

2.社交恐惧症　害怕对象主要为社交场合（如在公共场合进食或说话、聚会、开会，或怕自己作出一些难堪的行为等）和人际接触（如在公共场合与人接触、怕与他人目光对视，或怕在与人群相对时被人审视等）；常伴有自我评价和害怕批评。

3.特定恐惧症　害怕对象是场所恐惧和社交恐惧未包括特定物体或情境，如动物（如昆虫、鼠、蛇等）、高处、黑暗、雷电、鲜血、外伤、打针、手术，或尖锐锋利物品等。

二、焦虑症

（一）定义

焦虑症是一种以焦虑情绪为主的神经症，主要分为惊恐障碍和广泛性焦虑两种。焦虑症的焦虑症状是原发的，凡继发于高血压、冠心病、甲状腺功能亢进等躯体疾病的焦虑应诊断为焦虑综合征，其他精神病理状态如幻觉、妄想、强迫症、疑病症、抑郁症、恐惧症等伴发的焦虑，不应诊断为焦虑症。发作时表现强烈的恐惧、焦虑，及明显的自主神经症状，并常有人格解体、现实解体、濒死恐惧，或失控感等痛苦体验；发作突然开始，迅速达到高峰，发作时意识清晰，事后能回忆。

（二）分类

1.惊恐障碍　一种以反复的惊恐发作为主要原发症状的神经症。这种发作并不局限于任何特定的情境，具有不可预测性。惊恐发作为继发症状，可见于多种不同的精神障碍，如恐惧性神经症、抑郁症等，并应与某些躯体疾病鉴别，如癫痫、心脏病发作、内分泌失调等。

2.广泛性焦虑　一种以缺乏明确对象和具体内容的提心吊胆，及紧张不安为主的焦虑症，并有显著的自主神经症状、肌肉紧张，及运动性不安。病人因难以忍受又无法解脱，而感到痛苦。

三、强迫症

（一）定义

强迫症是指一种以强迫症状为主的神经症，其特点是有意识的自我强迫和反强迫并存，二者强烈冲突使病人感到焦虑和痛苦；病人体验到观念或冲动系来源于自我，但违反自己意愿，虽极力抵抗，却无法控制；病人也意识到强迫症状的异常性，但无法摆脱。病程迁延者要以仪式动作为主而精神痛苦减轻，但社会功能严重受损。

（二）诊断标准

符合神经症的诊断标准，并以强迫症状为主，至少有下列一项。

（1）以强迫思想为主，包括强迫观念、回忆或表象、强迫性对立观念、穷思竭虑、害怕丧失自控能力等。

（2）以强迫行为（动作）为主，包括反复洗涤、核对、检查或询问等。

（3）上述的混合形式。

（4）病人称强迫症状起源于自己内心，不是被别人或外界影响强加的。

（5）强迫症状反复出现，病人认为没有意义，并感到不快，甚至痛苦，因此试力抵抗，但不能奏效。

四、躯体形式障碍

躯体形式障碍是一种以持久地担心或相信各种躯体症状的优势观念为特征的神经症。病人因这些症状反复就医，各种医学检查阴性和医生的解释，均不能打消其疑虑。即使有时存在某种躯体障碍也不能解释所诉症状的性质、程度，或其痛苦优势观念，经常伴有焦虑或抑郁情绪。尽管症状的发生和持续与不愉快的生活事件、困难或冲突密切相关，但病人常否认心理因素的存在。本障碍男女均有，为慢性波动性病程。

五、躯体化障碍

躯体化障碍是一种经多种多样、经常变化的躯体症状为主的神经症。症状可涉及身体的任何系统或器官，最常见的是胃肠道不适（如打嗝、泛酸、呕吐、恶心等），异常的皮肤感觉（如瘙痒、烧灼感、刺痛、麻木感、酸痛等）、皮肤斑点、性及月经方面的主诉也很常见，常存在明显的抑郁和焦虑。常为慢性波动性病程，常伴有社会、人际及家庭行为方面长期存在的严重障碍。女性远多于男性，多在成年早期发病。

六、疑病症

疑病症是一种以担心或相信患严重躯体疾病的持久性优势观念为主的神经症，病人因为这种症状反复就医，各种医学检查阴性和医生的解释均不能打消其疑虑。即使病人有时存在某种躯体障碍，也不能解释所诉症状的性质、程度，或病人的痛苦与优势观念，常伴有焦虑或抑郁。对身体畸形（虽然根据不足）的疑虑或优势观念也属于本症。本障碍男女均有，无明显家庭特点（与躯体化障碍不同），常为慢性波动性病程。

七、神经衰弱

神经衰弱是指一种以脑和躯体功能衰弱为主的神经症，以精神易兴奋却又易疲劳为主要特征，表现为紧张、烦恼、易激惹等情感症状，以及肌肉紧张性疼痛和睡眠障碍等生理功能紊乱症状。这些症状不是继发于躯体或脑的疾病，也不是其他任何精神障碍的一部分，多缓慢起病，就诊时往往已有数月的病程，并可追溯导致长期精神紧张、疲劳的应激因素。偶有突然失眠或头痛起病，却无明显原因者，病程持续或时轻时重。

第三节　人格障碍的心理护理

一、人格障碍的定义

人格障碍（Psychopathic Personality），又称病态人格、变态人格、精神病态和人格异常，是指儿童期或青少年期发展起来的严重人格缺陷或病理人格改变，或者人格在总体上不适应的一类心理疾病。学术界一般认为本症不是一种真正的精神病，而是一种表现在人格方面的病理形态和人格异常、心理变态，人格极端偏离正常人格范畴，按照传统习惯仍将该病与性变态纳入心理疾病范畴探讨。

二、人格障碍的病因

(一)遗传因素

家系调查资料提示先证者亲属中人格障碍的发生率与血缘关系呈正比,血缘关系越近,该病的发生率越高。双生子与寄养子调查结果都支持遗传因素起一定作用的观点,但家庭、社会环境及教育因素也不容忽视。

(二)脑发育因素

研究发现情绪不稳定型性格障碍的人有较多的神经系统软体征,神经心理学测验也提示轻微脑功能损害。脑电图显示与年龄不相符的不成熟型,常有攻击行为的男人中57%具有异常脑电图,且多表现在前颞区,问题可能在肉状态激活系统或边缘系统。

(三)环境因素

环境因素在人格障碍的形成上占有极为重要的地位。

(1)幼年的心理应激　儿童的大脑发育未成熟,有较大可塑性,强烈的精神刺激会给儿童的个性发育带来严重影响,比如幼年被父母遗弃。

(2)教养方式　不合理教养可导致人格的病态发展,缺乏家庭正确教养是发生人格障碍的重要原因,如父母溺爱或过于严厉,教师长期不恰当的言语伤害等。

(3)家庭社会环境　不良的社会风气和不合理的社会制度均可影响儿童的心身健康,比如父母经常冲突,班风校风不正,社会圈子成员染有吸毒,偷盗斗殴等恶习,与人格障碍的发生有一定关系。

三、人格障碍的特征

(一)一般开始于青春期,发病界定难

人格是从小逐渐发展形成起来的,人格障碍也是如此,人格障碍的特征往往从儿童期开始显露,没有明显的起病时间,至青春期开始显著,中老年期后明显程度减弱。因为年龄愈小,人格的可塑性就愈大,因而在青春期前不易诊断为人格障碍,发病界定难。

(二)人格偏离常态,具有严重的人格缺陷

人格障碍患者可能有神经系统的功能障碍,但无神经系统形态的病理变化,只是一种人格结构部分过度或畸形发展,偏离常态,表现出对个人行为的祖护和辩解,没有家庭和社会责任感,甚至危害家庭和社会。

(三)缺乏自知力,心理状态紊乱不定,难以相处

人格障碍患者一般意识清晰,认知能力完整,心理状态紊乱不定,情感障碍主要表现为情绪极不稳定,或情感淡薄甚至冷酷无情。对自身缺乏自知力,有被动或主动的行为变异,如偏执、自恋、被动性侵犯等,容易给他人造成伤害,难以与他人相处。

(四)智力正常

患者能够正确安排处理好个人的生活、工作、学习,正确辨别事物,理解行为后果,行为后果可能伤害他人、危害社会,但患者却泰然自若。

四、人格障碍的诊断标准

人格障碍的诊断标准以《中国精神疾病分类与诊断标准(第二版)》为准。

(一)症状标准

症状标准要符合下述三项。

(1)有特殊的行为模式,表现在情感、警觉性、冲动控制、感知和思维方式等方面,有明显与众不同的态度和行为。

(2)具有的特殊行为模式是长期的、持续性的,不限于精神疾病发作期。

(3)其特殊行为模式具有普遍性,致使其社会适应不良。

(二)严重程度标准

严重程度标准要符合下述两项之一。

(1)社交或职业功能明显受损。

(2)主观上感到痛苦。

(三)病程标准

开始于童年、青少年或成年早期,现年 18 岁以上。

(四)排除标准

人格障碍不是由严重躯体疾病、脑器质性疾病、精神疾病(如精神分裂症、情感性精神病)和严重的或灾难性精神刺激等引起。

第四节　人格障碍的常见类型

一、自恋型人格障碍

(一)定义

自恋型人格障碍是一种患者以自我为中心,言行自我夸大,过于敏感他人评价,缺乏同情心为主要表现的特殊人格障碍。

(二)人格特征

(1)对批评的反应是愤怒、羞愧或感到耻辱。

(2)喜欢指使他人,要他人为自己服务。

(3)自高自大,渴望他人关注,夸大个人能力。

(4)唯我独尊,坚信个人问题是世上独有的,不能被某些特殊的人物了解。

(5)想入非非,对无限的成功、权力、荣誉、美丽或理想爱情有非分的幻想。

(6)认为自己应享有他人没有的特权。

(7)渴望持久的关注与赞美。

(8)缺乏同情心,虚荣心强,嫉贤妒能。

二、表演型人格障碍

(一)定义

表演型人格障碍又称癔症型或寻求注意型、戏剧型、歇斯底里人格障碍,是一种以过分感情用事或夸张言行以吸引他人注意为主要特点的人格障碍。

具有表演型人格障碍的人在行为举止上常带有挑逗性并且他们十分关注自己的外表,这类人情绪外露,表情丰富,喜怒哀乐皆形于色,矫柔造作,易发脾气,喜欢别人同情和怜悯,情绪多变且易受暗示;以自我为中心,喜欢交际和自我表现;对别人要求多,求全责备,不大考虑别人的利益;思维肤浅,不习惯于逻辑思维,显得天真幼稚;女性发病率约为男性的两倍。

(二)人格特征

(1)如果不是注意的焦点将感到不适。

(2)与他人交往过程中经常表现出性引诱以及夸张的行为特点。

(3)情绪多变,一种夸张的情绪与注意力吸引模式,起病于青年早期。

(4)对于自身外表持续不断的关注。

(5)说话方式给人印象深刻但内容空洞。

(6)展现出戏剧化、夸张的情绪表达。

(7)受暗示性强。

(8)考虑与他人关系的亲密程度高于实际情况。

三、分裂型人格障碍

(一)定义

分裂型人格障碍是一种以观念和言行举止的奇特、爱穿奇装异服、情感冷漠麻木、人际关系明显缺陷为主要表现的人格障碍,约占所有人格障碍的1/3,男性多于女性。

(二)人格特征

(1)患者外貌表现出缺乏温情,难以与别人建立深厚的情感,人际关系差。

(2)超凡脱俗,缺乏表达细腻情感的能力,不能享受人间的种种乐趣,如夫妻间的交融、家人天伦之乐等,故大多数分裂样人格障碍患者独身,即使结婚也多以离婚告终。

(3)一般说来,这类患者对别人的意见和建议漠不关心,无论赞扬批评均无动于衷,过着一种孤独寂寞类似苦行僧的生活。

(4)少数患者可以具有业余爱好,但多以阅读、欣赏音乐和思考安静被动类为主,部分人还可能一生沉醉于某种专业,做出较高的成就。

(5)从总体来说,这类人生活平淡、刻板,缺乏创造性和独立性,难以适应多变的现代社会生活。

四、 强迫型人格障碍

(一)定义

强迫型人格障碍是一种以过于追求完美、自我要求严格、循规蹈矩缺乏变通能力为主要表现的人格障碍,形成于幼年期,常与家庭教育过于严厉、死板等有关,约占心理障碍的5%,男性多于女性。

(二)人格特征

(1)疑虑过分,自信心不足,过于谨慎小心,遇事循规蹈矩,优柔寡断,灵活性差,很少标新立异或独创。

(2)过于追求尽善尽美和完整精确,注重细枝末节,做事需要反复检查核对,怕出差错。

(3)过分注意行为是否正常,举止是否恰当,因此表现得特别死板。如走路时有数路旁电线杆的习惯,锁上门后反复查看。

(4)习惯别人按照自己的思维方式和习惯行事,有时妨碍他人的自由。

五、回避型人格障碍

(一)定义

回避型人格障碍又称逃避型人格,是一种以行为退缩、自卑、面对挑战多采取回避态度或无能应付为主要特征的人格障碍,形成的主要原因是自卑心理,心理学家认为自卑感源于儿童期,由于无能而产生的不胜任和痛苦的感觉,及生理缺陷或某些心理缺陷(如智力、记忆力、性格等)而产生的轻视自己、认为自己在某些方面不如他人的心理。

(二)人格特征

(1)行为退缩,害怕参加社交活动,担心言行不当被人讥笑讽刺受到伤害,参加集体活动沉默寡言。

(2)自信心不足,害怕困难和挫折,处理问题瞻前顾后,左思右想。

(3)生活、工作和学习安分守己、按部就班,不愿意介入他人事务。

(4)缺少朋友。

六、偏执型人格障碍

(一)定义

偏执型人格障碍又称妄想型人格,是一种以过分敏感多疑、争强好胜、自卑偏执为主要特征的人格障碍,发病开始于青年早期(16~18岁),男性多于女性,多见于胆汁质类气质人群。

(二)人格特征

(1)极度的感觉过敏,多疑,对侮辱和伤害耿耿于怀,怀疑亲人、朋友、同事、同学的忠诚。

(2)思想行为固执死板,争强好胜,心胸狭隘。

(3)爱嫉妒,缺乏宽容心,对别人获得成就或荣誉感到紧张不安,妒火中烧,不是寻衅争吵,就是在背后说风凉话,或公开抱怨和指责别人。

(4)自以为是,自命不凡,对自己的能力估计过高,惯于把失败和责任归咎于他人。

(5)自卑,总是过多过高地要求别人,但从来不信任别人的动机和愿望,认为别人存心不良。

(6)不能正确、客观地分析形势,有问题易从个人感情出发,主观片面性大。

七、依赖型人格障碍

(一)定义

依赖型人格障碍是一种以依赖、不能独立解决问题、害怕被人遗弃、无能、缺乏精力伴有无助感为主要特征的人格障碍,常源于个体发育早期,因父母过于溺爱致使孩子产生强烈的依赖心理。

(二)人格特征

(1)脆弱,缺乏自主性和创造性。

(2)处处委曲求全,过度容忍,害怕受到伤害。

(3)害怕孤独,处处依赖,有遗弃感。对亲近与归属感有过分的、强迫的、盲目的、非理性的要求,与真实的感情无关,难于接受分离。

八、反社会型人格障碍

(一)定义

反社会型人格障碍又称精神病态或社会病态、悖德型人格障碍,是一种行为不符合社会规范,妨碍了公众利益为主要特征的人格障碍,男性多于女性,多在 5~7 岁出现,虽在集体中人数极少,但危害性极大。

(二)人格特征

(1)缺乏责任心,善于撒谎欺骗,无廉耻之心。伤害他人习以为常,在做了违法乱纪的事情之后,缺乏内疚、罪责感,也无羞耻之心,却强词夺理,为自己的错误辩解。

(2)对人粗暴、自私冷漠,耐受力差易激惹,微小刺激即可挑起事端,斗殴攻击别人。

(3)外表迷人,智力和思维正常,不少人表现得有见识、有才能,能赢得别人的好感和信任。

九、焦虑型人格障碍

(一)定义

焦虑型人格障碍是一种以紧张、缺乏安全感、懦弱胆怯、需要被人喜欢和接纳、焦虑为主要特征的人格障碍。

(二)人格特征

(1)有持续和广泛的紧张、忧虑感觉。

(2)敏感羞涩,对任何事情都表现惴惴不安。

(3)有自卑感,喜欢被人喜欢和接纳,对排斥和批评过分敏感。

(4)日常生活中惯于夸大潜在的危险,达到回避某些活动的程度。

(5)个人交往十分有限,对与他人建立关系缺乏勇气。

十、攻击型人格障碍

(一)定义

攻击型人格障碍又称暴发型或冲动型人格障碍,是一种以阵发性情感爆发、具有明显冲动性行为为主要特征的人格障碍。男性明显多于女性,发作没有先兆,不考虑后果,发作之后能够意识到行为不对,间歇期一般表现正常。

(二)人格特征

(1)情绪急躁易怒,存在无法自控的冲动和驱动力。

(2)性格上常表现出向外攻击、鲁莽和盲动性。

(3)冲动的动机形成可以是有意识的,也可以是无意识的。

(4)行动反复无常,行动之前有强烈的紧张感,行动之后体验到愉快、满足或放松感,无悔恨、自责或罪恶感。

(5)心理发育不健全和不成熟,经常导致心理不平衡。

(6)容易产生不良行为和犯罪的倾向。

十一、不成熟型人格障碍

(一)定义

当前,我国少数青少年表现出一种不健康的人格发展倾向,以致我国一些医学心理学家认为,这些青少年的人格障碍已经形成了一个独特类型,根据其主要心理特征命名为"不成熟型人格障碍",其形成与父母长辈的溺爱、过度保护、包办代替的教养方式及社会或家庭的不良影响有关。

(二)人格特征

(1)幼年家庭教育环境宽松,过于受父母、祖父母、外祖父母宠爱,生活优裕。

(2)情绪幼稚,依赖性极强,适应能力差。习惯于让别人照顾自己,如处境不良或遭受挫折,则容易自暴自弃,轻率自杀,或暴怒发狂,残忍伤害别人。

(3)以自我为中心,自我欣赏,自以为是,不能接纳他人建议和意见,事事要求父母顺从自己,稍不如意则激动暴怒。

(4)缺乏道德感、义务感,对别人缺乏同情心。

(5)不遵守社会公德,甚至胡作非为,不讲道理。

(6)不善于处理人际关系,不珍惜友谊。

第五节 人格障碍的心理干预

人格障碍的形成开始于幼年时期,是在某种不健全的先天素质特点的基础上,受到不良社会文化环境的影响,导致人格发展和人格结构的内在不协调,主要表现在认知能力、情绪反应和意志行为三个方面活动的不协调,一旦形成矫正难度较大。患者的内心体验不合乎常规,外在表现也与社会规则格格不入,既给自己带来痛苦,也经常给家人、社会造成伤害,用医疗、教育和护理难以从根本上矫正。因此,开展预防、积极进行心理干预是防止人格障碍发生发展的关键,可以采取以下五种主要措施。

（一）加强心理健康教育，塑造健全人格

家庭教育和学校教育必须从小培养孩子乐观的情绪、开朗的性格和认真的习惯；树立孩子自信心，逐步认识自己、悦纳自我；鼓励孩子积极与伙伴交往，建立良好的同伴关系；正确对待挫折与困难，增强适应环境的能力。

（二）营造良好的人文环境，建立和谐的人际关系

家庭、医院和社会必须尽量为人格障碍患者提供安全、舒适、宁静、整洁的环境，护理人员主动营造关爱、和谐的氛围；同时鼓励患者克服心理障碍，积极与外界沟通交流，真诚待人，赢得他人理解、信任与支持。

（三）注重早期纠正训练，及时调整认知方法

在心理护理过程中，护理人员可以通过调整患者对人格障碍的不良认知入手，在建立良好的护患关系基础上，教育患者正确面对人格障碍的表现、性质、特点和注意事项，帮助患者建立合理化观念，激发患者改变自身人格缺陷，加强纠正训练，不断消除心理障碍。

（四）积极引导参加社会活动

护理人员可以引导陪伴患者积极参加文艺、体育、旅游和公益性社会活动，完成一些力所能及的工作，通过活动锻炼自己，提高自我效能感；或通过设计制定并指导患者完成任务，提高患者的自我价值感。

（五）及时开展心理咨询与治疗

护理人员必须掌握相关心理咨询知识，根据不同类型人格障碍患者的实际情况，在加强心理健康教育的基础上，在心理医生的指导配合下，积极进行心理咨询和心理治疗，比如通过心理暗示、自我放松和训练控制力等。

本章小结

本章主要介绍了神经症和人格障碍的概念、共同特征、病因，7 种神经症和 11 种人格障碍的定义、诊断标准或人格特征，以及人格障碍的 5 种心理干预措施。

本章的学习重点为神经症的概念及共同特征、强迫症和神经衰弱的定义及主要表现，以及人格障碍的定义、病因、特征和诊断标准。通过本章知识的学习，要求同学能够掌握神经症和人格障碍的定义、病因、特征及诊断标准，了解 7 种神经症和 11 种人格障碍的诊断标准及人格特征，并能够针对人格障碍有效运用心理干预措施。

（邓尚平　　阿依古丽）

复习思考题

1.神经症的概念是什么？有哪些共同特征？
2.强迫症有哪些诊断标准？
3.人格障碍的定义是什么？有哪些特征？
4.攻击型人格障碍有哪些人格特征？

附 录

附录一 常用九种心理测试量表

（一）护理人员心理素质量表（MQIN）

【指导语】 本测试中的陈述仅代表某种心理和行为方式,答案没有对错之分,请不要有顾虑,按照您的实际情况回答。凭直觉答题,不要花太长时间考虑,也不要参考他人答案。每题只做一种选择,请不要漏题,尽量不要选择中性答案。

序号	测试内容	是	否	不确定
1	我常常忘记别人的名字			
2	我归纳文章的中心思想有困难			
3	我常常不知道别人生气的原因			
4	我受到委屈能够自我调节并平静下来			
5	我认为在竞赛中我不能克服困难而获得成功			
6	即使情况紧急我也不会违反操作规程,简化操作步骤			
7	在需要当机立断时,我常常紧张,不能理智分析			
8	遇到突发事件,我能马上做出适当反应			
9	借出或收到东西时,我一般要检查			
10	我缺少自信心			
11	当别人向我求助时,我常感到不耐烦			
12	别人的不信任会使我不安			
13	别人认为我是一个骄傲的人			
14	当我有晋升的机会时,我会给对手制造麻烦			
15	在学校时,即使不影响课内学习我也不会每天坚持读课外书籍			

续表

序号	测试内容	是	否	不确定
16	到外地旅游我总是睡眠不好			
17	我说的话有时会被别人误解			
18	别人有烦恼找我时,我很难解除他的烦恼			
19	我所有的习惯都是好的			
20	我能准确记得东西放在何处			
21	与别人相比,我了解文章的中心思想要快一些			
22	我不了解他人紧张或恐惧的理由			
23	考试失败,沮丧的心情会伴我很长一段时间			
24	我愿意做困难但工资高的工作			
25	我不会因私事而离开工作岗位			
26	对于急躁爱发脾气的人,我不能以礼相待			
27	如果遇到歹徒,我能立即想出应对策略			
28	外出购物时我会写出购物清单			
29	遇到难题我有信心克服它			
30	只有少数人会冒着牺牲自己生命或丧失机体的危险去帮助别人			
31	别人遇到困难时,我乐意提供帮助			
32	别人指出我的缺点或错误,我能够虚心接受			
33	我认为没有薪水,义务为别人工作的人很傻			
34	我一般会问多数人提不出来的问题			
35	我能很快适应陌生环境			
36	我讲话的含义能够被别人接受			
37	我能缓解他人的焦虑不安			
38	我愿意做护理精神病患者的工作			
39	我从没有拿过别人的任何东西			
40	我经常叫错别人的名字			
41	与别人相比,我能尽快做出正确决定			

序号	测试内容	是	否	不确定
42	我对鄙人焦虑的原因反应迟钝			
43	遇到伤心事,我能尽快恢复过来			
44	我是一个不达目的誓不罢休的人			
45	上班时办点私事是可以的			
46	我愤怒或生气时,能够控制自己的言谈举止			
47	如果让我参加知识竞赛,我会比别人回答问题慢			
48	对工作我总是粗心大意、忽略细节			
49	我感到自己有很多长处			
50	我愿意把护理工作作为自己的毕生事业			
51	我常常怀疑对别人过于友善者的动机是诚实的			
52	看悲剧电影我会难受			
53	我不是一个细心的人			
54	我会义务献血			
55	自然现象的变化使我惊奇,我想探索它的奥秘			
56	如果环境改变,我的工作和学习效率不会受到影响			
57	我有时会出言伤人			
58	我能帮助别人减轻悲痛			
59	我从不在谈论中不懂装懂			
60	我记得我小时候做过的事			
61	假如要我说出某物的用途,我可能说不出来多少			
62	假如有两人相貌相似,我能够准确辨认他们			
63	遇到不愉快的事情,我需要别人的安慰才能平静			
64	学习中遇到困难时我会放弃			
65	在学校我不违反学校的规章制度			
66	我的言谈举止受情绪影响			
67	假如遇到紧急情况,我会惊慌失措			

续表

序号	测试内容	是	否	不确定
68	考试时,我常因自己的马虎做错题			
69	我认为我在集体中是一个多余的人			
70	我是因为其他原因才选择护理专业,也不是因为喜欢它			
71	我是一个关心他人的人			
72	当别人告诉我他常常睡不着觉时,我想我为他担心是没有用的			
73	我有时会给别人取绰号从中获得乐趣			
74	我认为人都是自私的,我也不必为他人着想			
75	要是有其他的娱乐活动,我会放弃学习去参加			
76	现在竞争激烈,我想我不能承受生活的压力			
77	我能准确地表达我的意图			
78	我能让沮丧的人恢复自信			
79	我从没有说过别人的坏话			
80	我的记忆力似乎不太好			
81	我不知道耳朵和眼睛有何相似之处			
82	我不能观察出别人心情的改变			
83	我遇到不顺心的事,会闷闷不乐好几天			
84	学习时我喜欢研究难题			
85	我在上学期间有时因胡闹被领导叫去			
86	我能尽量理解别人的无礼			
87	假如突然被袭击,我能够及时做出正确反应			
88	我不怕累			
89	当别人有我喜欢的东西时,如果他不在我不会拿来玩			
90	假如有机会我会改行从事其他职业			
91	我不喜欢别人向我诉苦			
92	朋友生病时即使我为他着急也没有用			
93	我会不顾一切地得到自己想要的东西			
94	我经常到书店、图书馆、阅览室寻找我想要的书籍			

序号	测试内容	是	否	不确定
95	当工作或学习压力大时,我想我会患精神病			
96	别人有时只能理解我谈话的部分意思			
97	如果别人愤怒时,我无法让他息怒			
98	吃饭前我一定会洗手			
99	我能准确地记住别人对我说的话			
100	如果要将混乱的图片按故事情节排列,我会比别人慢一点排放好			
101	我能觉察到别人内心的忧伤			
102	我容易激动			
103	我不拘小节			
104	谁伤害我,我会变得不顾情面			
105	假如有汽车向我冲来我会不知所措			
106	我愿意做轻松的工作			
107	我有进取心			
108	假如待遇相同,我愿意做护理工作,而不愿做办公室工作			
109	我会帮助别人寻找他丢失的东西			
110	看到别人遇到困难时我会为他着急			
111	为他人着想的人才活的有价值			
112	我喜欢阅读内科、外科或基础护理方面的书			
113	如果在极短的时间内,完成很多学习和工作任务,我会错误百出			
114	我有时要骂人			
115	我缺乏鼓励别人战胜困难的技巧			
116	我在赴约或上班时从没有迟到过			
117	我一般容易把电话或车牌号码记错			
118	我知道表扬和处罚之间有共同之处			
119	我能够观察到别人快乐的心情			
120	我能够保持稳定的心态			
121	我能宽容病人的缺点			

续表

序号	测试内容	是	否	不确定
122	我没有能力应付突发事件			
123	我安于现状			
124	我喜欢看虐杀动物的电影			
125	我有时会回避或冷淡别人的求助			
126	我向别人借东西时,很少考虑他是否需要该东西			
127	我从小就爱提问题			
128	我有时讲话含糊			
129	我适合当心理医生			
130	我从不把今天要做的事拖到明天做			
131	我能准确记住去过地方的地名			
132	如果做木块拼图游戏,我能比别人更快地拼好图形			
133	我能很快注意到周围环境的变化			
134	我常常为自己做了不该做的事,说了不该说的话紧张很长一段时间			
135	有时遇到不顺心的事,我真想摔东西			
136	遇事我总是犹豫不决			
137	我不能将我内心的想法准确地表达出来			
138	我很想说服别人按我的意思行事			
139	即使在小的时候,我也没有向父母粗暴无礼过			
140	学习中我容易把相似的内容记混淆			
141	别人认为我适合做说服教育工作			

(二)艾森克人格问卷简式量表(中国版)(EPQ-RSC)

【指导语】 在这份问卷上共有 48 个问题。请你依次回答这些问题,回答不需要写字,只在每个问题后面的"是"或"否"中选择一个。这些问题要求你按自己的实际情况回答,不要去猜测怎样才是正确的回答。因为这里不存在正确或错误的回答,也没有捉弄人的问题,将问题的意思看懂了就快点回答,不要花很多时间去想。问卷无时间限制,但不要拖延太长,也不要未看懂问题便回答。

序号	测试内容	是	否
1	你的情绪是否时起时落		
2	当你看到小孩(或动物)受折磨时是否感到难受		
3	你是个健谈的人吗		
4	如果你说了要做什么事,是否不论此事可能不顺利你都总能遵守诺言		
5	你是否会无言无故地感到"很惨"		
6	欠债会使你感到忧虑吗		
7	你是个生机勃勃的人吗		
8	你是否曾贪图过超过你应得的分外之物		
9	你是个容易被激怒的人吗		
10	你会服用能产生奇异或危险效果的药物吗		
11	你愿意认识陌生人吗		
12	你是否曾经有过明知自己做错了事却责备别人的情况		
13	你的感情容易受伤害吗		
14	你是否愿意按照自己的方式行事,而不愿意按照规则办事		
15	在热闹的聚会中你能使自己放得开,使自己玩得开心吗		
16	你所有的习惯是否都是好的		
17	你是否时常感到"极其厌倦"		
18	良好的举止和整洁对你来说很重要吗		
19	在结交新朋友时,你经常是积极主动的吗		
20	你是否有过随口骂人的时候		
21	你认为自己是一个胆怯不安的人吗		
22	你是否认为婚姻是不合时宜的,应该废除		
23	你能否很容易地给一个沉闷的聚会注入活力		
24	你曾毁坏或丢失过别人的东西吗		
25	你是个忧心忡忡的人吗		
26	你爱和别人合作吗		
27	在社交场合你是否倾向于待在不显眼的地方		
28	如果在你的工作中出现了错误,你知道后会感到忧虑吗		

续表

序号	测试内容	是	否
29	你讲过别人的坏话或脏话吗		
30	你认为自己是个神经紧张或"弦绷得过紧"的人吗		
31	你是否觉得人们为了未来有保障,而在储蓄和保险方面花费的时间太多了		
32	你是否喜欢和人们相处在一起		
33	当你还是个小孩子的时候,你是否曾有过对父母耍赖或不听话的行为		
34	在经历了一次令人难堪的事之后,你是否会为此烦恼很长时间		
35	你是否努力使自己对人不粗鲁		
36	你是否喜欢在自己周围有许多热闹和令人兴奋的事情		
37	你曾在玩游戏时作过弊吗		
38	你是否因自己的"神经过敏"而感到痛苦		
39	你愿意别人怕你吗		
40	你曾利用过别人吗		
41	你是否喜欢说笑话和谈论有趣的事		
42	你是否时常感到孤独		
43	你是否认为遵循社会规范比按照个人方式行事更好一些		
44	在别人眼里你总是充满活力的吗		
45	你总能做到言行一致吗		
46	你是否时常被负疚感所困扰		
47	你有时将今天该做的事情拖到明天去做吗		
48	你能使一个聚会顺利进行下去吗		

1.计分方式

(1)P 精神质量表(Psychoticism,P)

正向记分:10、14、22、31、39、

反向记分:2、6、18、26、28、35、43

(2)E 外向(extrovi-sion,E,或称外倾)

正向记分:3、7、11、15、19、23、32、36、41、44、48

反向记分:27

（3）N 神经质（neuroticism，N）

正向记分：1、5、9、13、17、21、25、30、34、38、42、46

反向记分：无

（4）L 掩饰量表（Lie，L）效度量表

正向记分：4、16、45

反向记分：8、12、20、24、29、33、37、40、47

2.结果分析

（1）P 量表：P 分高的人表现为不关心人，独身者，常有麻烦，在哪里都感不合适，有的可能残忍，缺乏同情心，感觉迟钝，常抱有敌意，进攻，对同伴和动物缺乏人类感情。如为儿童，常对人仇视，缺乏是非感，无社会化概念，多恶作剧，是一种麻烦的儿童。P 分低的无上述情况。

（2）E 量表：E 分高为外向，爱社交，广交朋友，渴望兴奋，喜欢冒险，行动常受冲动影响，反应快，乐观，好谈笑，情绪倾向失控，做事欠踏实。E 分低为内向，安静，离群，保守，交友不广但有挚友。喜瞻前顾后，行为不易受冲动影响，不爱兴奋的事，做事有计划，生活有规律，做事严谨，倾向悲观，踏实可靠。

（3）N 量表：N 分高，情绪不稳定，焦虑、紧张、易怒，往往又有抑郁。睡眠不好，往往有几种心身障碍。情绪过分，对各种刺激的反应都过于强烈，动情绪后难以平复，如与外向结合时，这种人容易冒火，以至进攻。概括地说，是一种紧张的人，好抱偏见，以致错误。N 分低，情绪过于稳定，反应很缓慢，很弱，又容易平复，通常是平静的，很难生气，在一般人难以忍耐的刺激下也有所反应，但不强烈。

（4）L 量表：掩饰量表，原来作为分别答卷有效或无效的效度量表。L 分高，表示答得不真实，答卷无效。但后来的经验（包括 MMPI 的使用经验）说明，它的分数高低与许多因素有关，而不只是真实与否一个因素。例如，年龄（中国常模表明，年小儿童和老年人均偏高）、性别（女性偏高）因素。

每一维度除单独解释外，还可与其他维度相结合做解释。例如，E 量表与 N 量表结合，以 E 为横轴，N 为纵轴，便构成四相，即外向-不稳定。Eysenck 认为：外向-不稳定相当于古代气质分型的胆汁质；外向-稳定，相当于多血质；内向-稳定，相当于黏液汁；内向-不稳定，相当于抑郁质。各型之间有移行型，因此他以维度为直径，在四相限外画成一圆，在圆上可排列四个基本型的各过渡型。

问卷项目的所属各分量表的计分为其各项目得分之和（详见 EPQ-RSC 使用手册）。实际应用中，可将受测人的原始分转换为 T 分数（16）

$$50 + 10X\frac{(受测人的原始分 - 该人所在组的平均分数)}{所在组的分数的标准差}$$

（三）气质类型调查问卷

【指导语】　下面 60 道题，可以帮助你大致确定自己的气质类型，在回答这些问题时，你认为：

a.很符合自己情况的,记2分;　　　　b.比较符合的,记1分;

c.介于符合与不符合之间的,记0分;　　d.比较不符合的,记-1分;

e.完全不符合的,记-2分。

序号	测试内容	得　分				
		-2	-1	0	1	2
1	做事力求稳妥,不做无把握的事					
2	遇到可气的事就怒不可遏,想把心里话全说出来才痛快					
3	宁可一个人干事,不愿很多人在一起					
4	到一个新环境下很快就能适应					
5	厌恶那些强烈的刺激,如尖叫、噪声、危险的情境等					
6	和人争吵时,总是先发制人,喜欢挑衅别人					
7	喜欢安静的环境					
8	善于和人交往					
9	羡慕那种善于克制自己感情的人					
10	生活有规律,很少违反作息制度					
11	在多数情况下情绪是乐观的					
12	碰到陌生人觉得很拘束					
13	遇到令人气愤的事,能很好地自我克制					
14	做事总是有旺盛的精力					
15	遇到问题常常举棋不定、优柔寡断					
16	在人群中不觉得过分拘束					
17	情绪高昂时觉得干什么都有趣,情绪低落时又觉得什么都没有意思					
18	当注意力集中于一事物时,别的事很难使我分心					
19	理解问题总比别人快					
20	碰到危险情境,常有一种极度恐怖感					
21	对学习、工作、事业怀有很高的热情					
22	能够很长时间做枯燥、单调的工作					
23	符合兴趣的事情,干起来劲头十足,否则就不想干					
24	一点小事就能引起情绪波动					
25	讨厌那种需要耐心、细致的工作					

序号	测试内容	得　分				
		-2	-1	0	1	2
26	与人交往不卑不亢					
27	喜欢参加热烈的活动					
28	爱看描写感情细腻、描写人物内心活动的文学作品					
29	工作学习时间长了,常感到厌倦					
30	不喜欢长时间讨论一个问题,愿意实际动手干					
31	宁愿侃侃而谈,不愿窃窃私语					
32	别人说我总是闷闷不乐					
33	理解问题常比别人慢					
34	疲倦时只要短暂的休息就能精神抖擞,重新投入工作					
35	心里有话宁愿自己想,不愿说出来					
36	认准一个目标就希望尽快实现,不达目的,誓不罢休					
37	学习、工作同样长的段时间后,常比别人更厌倦					
38	做事有些莽撞,常常不考虑后果					
39	老师或他人讲授新知识、技术时,总希望他讲慢些,多重复几遍					
40	能够很快地忘记那些不愉快的事情					
41	做作业或完成一件事情,总比别人花的时间多					
42	喜欢运动量大的剧烈体育运动,或参加各种文艺活动					
43	不能很快地把注意力从一件事转移到另一件事上去					
44	接受一个任务后,就希望把它迅速解决					
45	认为墨守成规比冒风险要强一些					
46	能够同时注意几件事物					
47	当我烦闷的时候,别人很难使我高兴					
48	爱看情节起伏跌宕、激动人心的小说					
49	对工作抱认真严谨、始终一贯的态度					
50	和周围人的关系总是相处不好					
51	喜欢学习学过的知识,重复做自己掌握的工作					

续表

序号	测试内容	得 分				
		-2	-1	0	1	2
52	希望做变化大、花样多的工作					
53	小时候会背的诗歌,我似乎比别人记得清楚					
54	别人说我"出语伤人",可我并不觉得这样					
55	在体育活动中,常因反应慢而落后					
56	反应敏捷、头脑机智					
57	喜欢有条理而不麻烦的工作					
58	兴奋的事常使我失眠					
59	老师讲新概念,常常听不懂,但是弄懂了以后就难忘记					
60	假如工作枯燥乏味,马上就会情绪低落					

1.计分方式

气质类型计分表

胆汁质	题号	2　6　9　14　17　21　27　31　36　38　42　48　50　54　58
	得分	
多血质	题号	4　8　11　16　19　23　25　29　34　40　44　46　52　56　60
	得分	
黏液质	题号	1　7　10　13　18　22　26　30　33　39　43　45　49　55　57
	得分	
抑郁质	题号	3　5　12　15　20　24　28　32　35　37　41　47　51　53　59
	得分	
结　果	你的气质是	

2.结果分析

(1)胆汁质(兴奋型):此类人可以形成热情、开朗、刚强、动作迅速有力、生气勃勃、工作效率高等良好的品质,但也容易形成暴躁、任性、蛮横、粗野等不良品质。

(2)多血质(活泼型):此类人富有朝气、爱交际、思想灵活,但也容易变化无常、志趣多变、轻浮、粗枝大叶、意志力薄弱等。

(3)黏液质(安静型):此类人容易养成自制、镇定、踏实等品质,但也容易形成冷漠、迟缓、固执、保守等缺点。

(4)抑郁质(抑郁型):此类人具有思维敏锐、精细、想象力丰富、情感深刻等优良品质，但也容易形成多疑、孤僻、郁闷、怯懦等缺点。

每种气质类型都有可能形成积极的优良的心理品质，也有可能形成消极的、不良的心理品质，一个人的气质究竟往哪个方向发展，是否形成良好的心理品质，关键在于后天的环境，尤其是教育。

气质会影响人在工作时的效率。比如，一些需要做出迅速反应的工作，胆汁质和多血质的人就容易做好，也容易取得较高的效率，而黏液质和抑郁质的人则不易适应。反之，许多精细、持久、单调的工作，黏液质和抑郁质的人就容易适应，而胆汁质和多血质的人就不容易做好。如果在复杂的社会实践活动中都参考人的气质类型，知人善任，不仅会大大提高工作效率，而且也有益于人尽其才，促进社会成员的健康发展。

(四)症状自评量表(SCL-90)

【指导语】 以下列出了有些人可能会有的问题，请仔细地阅读每一条，然后根据最近一星期以内下述情况影响您的实际感觉，在每个问题后标明该题的程度得分。

"没有"选1，"很轻"选2，"中等"选3，"偏重"选4，"严重"选5。

序号	题　目	选　择
1	头痛	1-2-3-4-5
2	神经过敏，心中不踏实	1-2-3-4-5
3	头脑中有不必要的想法或字句盘旋	1-2-3-4-5
4	头昏或昏倒	1-2-3-4-5
5	对异性的兴趣减退	1-2-3-4-5
6	对旁人责备求全	1-2-3-4-5
7	感到别人能控制您的思想	1-2-3-4-5
8	责怪别人制造麻烦	1-2-3-4-5
9	忘记性大	1-2-3-4-5
10	担心自己的衣饰整齐及仪态的端正	1-2-3-4-5
11	容易烦恼和激动	1-2-3-4-5
12	胸痛	1-2-3-4-5
13	害怕空旷的场所或街道	1-2-3-4-5
14	感到自己的精力下降，活动减慢	1-2-3-4-5
15	想结束自己的生命	1-2-3-4-5

续表

序号	题　目	选　择
16	听到旁人听不到的声音	1-2-3-4-5
17	发抖	1-2-3-4-5
18	感到大多数人都不可信任	1-2-3-4-5
19	胃口不好	1-2-3-4-5
20	容易哭泣	1-2-3-4-5
21	同异性相处时感到害羞不自在	1-2-3-4-5
22	感到受骗,中了圈套或有人想抓住您	1-2-3-4-5
23	无缘无故地突然感到害怕	1-2-3-4-5
24	自己不能控制地大发脾气	1-2-3-4-5
25	怕单独出门	1-2-3-4-5
26	经常责怪自己	1-2-3-4-5
27	腰痛	1-2-3-4-5
28	感到难以完成任务	1-2-3-4-5
29	感到孤独	1-2-3-4-5
30	感到苦闷	1-2-3-4-5
31	过分担忧	1-2-3-4-5
32	对事物不感兴趣	1-2-3-4-5
33	感到害怕	1-2-3-4-5
34	您的感情容易受到伤害	1-2-3-4-5
35	旁人能知道您的私下想法	1-2-3-4-5
36	感到别人不理解您、不同情您	1-2-3-4-5
37	感到人们对您不友好,不喜欢您	1-2-3-4-5
38	做事必须做得很慢以保证做得正确	1-2-3-4-5
39	心跳得很厉害	1-2-3-4-5
40	恶心或胃部不舒服	1-2-3-4-5
41	感到比不上他人	1-2-3-4-5
42	肌肉酸痛	1-2-3-4-5

续表

序号	题　目	选　择
43	感到有人在监视您、谈论您	1-2-3-4-5
44	难以入睡	1-2-3-4-5
45	做事必须反复检查	1-2-3-4-5
46	难以作出决定	1-2-3-4-5
47	怕乘电车、公共汽车、地铁或火车	1-2-3-4-5
48	呼吸有困难	1-2-3-4-5
49	一阵阵发冷或发热	1-2-3-4-5
50	因为感到害怕而避开某些东西、场合或活动	1-2-3-4-5
51	脑子变空了	1-2-3-4-5
52	身体发麻或刺痛	1-2-3-4-5
53	喉咙有梗塞感	1-2-3-4-5
54	感到前途没有希望	1-2-3-4-5
55	不能集中注意力	1-2-3-4-5
56	感到身体的某一部分软弱无力	1-2-3-4-5
57	感到紧张或容易紧张	1-2-3-4-5
58	感到手或脚发重	1-2-3-4-5
59	想到死亡的事	1-2-3-4-5
60	吃得太多	1-2-3-4-5
61	当别人看着您或谈论您时感到不自在	1-2-3-4-5
62	有一些不属于您自己的想法	1-2-3-4-5
63	有想打人或伤害他人的冲动	1-2-3-4-5
64	醒得太早	1-2-3-4-5
65	必须反复洗手、点数目或触摸某些东西	1-2-3-4-5
66	睡得不稳不深	1-2-3-4-5
67	有想摔坏或破坏东西的冲动	1-2-3-4-5
68	有一些别人没有的想法或念头	1-2-3-4-5
69	感到对别人神经过敏	1-2-3-4-5

续表

序号	题　目	选　择
70	在商店或电影院等人多的地方感到不自在	1-2-3-4-5
71	感到任何事情都很困难	1-2-3-4-5
72	一阵阵恐惧或惊恐	1-2-3-4-5
73	感到在公共场合吃东西很不舒服	1-2-3-4-5
74	经常与人争论	1-2-3-4-5
75	单独一个人时神经很紧张	1-2-3-4-5
76	别人对您的成绩没有作出恰当的评价	1-2-3-4-5
77	即使和别人在一起也感到孤单	1-2-3-4-5
78	感到坐立不安、心神不定	1-2-3-4-5
79	感到自己没有什么价值	1-2-3-4-5
80	感到熟悉的东西变成陌生或不像是真的	1-2-3-4-5
81	大叫或摔东西	1-2-3-4-5
82	害怕会在公共场合昏倒	1-2-3-4-5
83	感到别人想占你的便宜	1-2-3-4-5
84	为一些有关性的想法而很苦恼	1-2-3-4-5
85	您认为应该因为自己的过错而受到惩罚	1-2-3-4-5
86	感到要很快把事情做完	1-2-3-4-5
87	感到自己的身体有严重问题	1-2-3-4-5
88	从未感到和其他人很亲近	1-2-3-4-5
89	感到自己有罪	1-2-3-4-5
90	感到自己的脑子有毛病	1-2-3-4-5

1.计分方式

SCL-90 测评纸统计表

F1(12)		F2(10)		F3(9)		F4(13)		F5(10)	
项目	评分	项目	评分	项目	评分	项目	评分	项目	评分
1		3		6		5		2	
4		9		21		14		17	

续表

F1（12）		F2（10）		F3（9）		F4（13）		F5（10）	
12		10		34		15		23	
27		28		36		20		33	
40		38		37		22		39	
42		45		41		26		57	
48		46		61		29		72	
49		51		69		30		78	
52		55		73		31		80	
53		65				32		86	
56						54			
58						71			
						79			
总　分		总　分		总　分		总　分		总　分	

F6（6）		F7（7）		F8（6）		F9（10）		F10（7）	
项目	评分	项目	评分	项目	评分	项目	评分	项目	评分
11		13		8		7		19	
24		25		18		16		44	
63		47		43		35		59	
67		50		68		62		60	
74		70		76		77		64	
81		75		83		84		66	
		82				85		89	
						87			
						88			
						90			
总　分		总　分		总　分		总　分		总　分	

2.结果分析

结果处理

因素	F1	F2	F3	F4	F5	F6	F7	F8	F9	F10
分÷项										
T分										

阳性项:(   ) _____(   ) _____(   ) _____(   ) _____(   ) _____
(   ) _____(   ) _____(   ) _____(   ) _____(   ) _____

阳性项目总数:

诊断结果分析:

症状自评量表(SCL-90)使用说明

症状自评量表(The self-report symptom inventory,Symptom checklist,90,简称 SCL-90)有 90 个评定项目,每个项目分五级评分,包含了比较广泛的精神病症状学内容,从感觉、情感、思维、意识、行为直至生活习惯、人际关系、饮食等均有涉及,能准确刻画被试的自觉症状,能较好地反映被试的问题及其严重程度和变化,是当前研究神经症及综合性医院住院病人或心理咨询门诊中应用最多的一种自评量表。

SCL-90 主要提供以下分析指标:

1.总分和总均分

总分是 90 个项目各单项得分相加,最低分为 90 分,最高分为 450 分。

总均分=总分÷90,表示总的来看,被试的自我感觉介于 1—5 的哪一个范围。

2.阴性项目数　表示被试"无症状"的项目有多少。

3.阳性项目数　表示被试在多少项目中呈现"有症状"。

4.阳性项目均分　表示"有症状"项目的平均得分。可以看出被试自我感觉不佳的程度究竟在哪个范围。

5.因子分

SCL-90 有 10 个因子,每个因子反映被试某方面的情况,可通过因子分了解被试的症状分布特点以及问题的具体演变过程。

下面是 10 个因子的定义:

(1)躯体化因子:该因子主要反映主观的身体不适感,包括心血管、肠胃道、呼吸道系统主诉不适和头痛、脊痛、肌肉酸痛以及焦虑的其他躯体表现。

(2)强迫症状:该因子主要指那种明知没有必要,但又无法摆脱的无意义的思想、冲动、行为等表现,还有一些比较一般的感知障碍(如脑子变空了,"记忆力不行"等)也在这一因子中反映。

(3)人际关系敏感:该因子主要是反映某些个人不自在感与自卑感,尤其是在与其他人相比较时更为突出。自卑感、懊丧以及在人际关系明显相处不好的人,往往这一因子得高分。

(4)忧郁因子:反映的是临床上忧郁症状群相联系的广泛的概念。忧郁苦闷的感情和心境是代表性症状,它还以对生活的兴趣减退,缺乏活动的愿望、丧失活动力等为特征,并包括失望、悲叹、与忧郁相联系的其他感知及躯体方面的问题。

(5)焦虑因子:包括一些通常临床上明显与焦虑症状相联系的症状与体验。一般指那些无法静息、神经过敏、紧张以及由此产生躯体征象(如震颤)。那种游离不定的焦虑及惊恐发作是本因子的主要内容,它还包括有一个反映"解体"的项目。

(6)敌对因子:主要以三方面来反映病人的敌对表现、思想、感情及行为。包括从厌烦、争论、摔物直至争斗和不可抑制的冲动暴发等各个方面。

(7)恐怖因子:与传统的恐怖状态所反映的内容基本一致,恐惧的对象包括出门旅行,空旷场地、人群、公共场合及交通工具。此外还有反映社交恐怖的项目。

(8)偏执因子:偏执是一个十分复杂的概念,本因子只是包括了它的一些基本内容,主要是指思维方面,如投射性思维,敌对、猜疑、关系妄想、被动体验和夸大等。

(9)精神病性:其中有幻想、思维播散、被控制感、思维被插入等反映精神分裂症择定状项目。

(10)其他:该因子是反映睡眠及饮食情况的。

(五)SDS 抑郁自评量表

【指导语】 自己根据近一周的实际感受,按照下列题目的意思进行相应作答。

序号	测试内容	得　分			
		1	2	3	4
1	我觉得闷闷不乐,情绪低落				
*2	我觉得一天之中早晨最好				
3	我一阵儿哭出来或觉得想哭				
4	我晚上睡眠不好				
*5	我吃得跟平常一样多				
*6	我与异性密切接触时和以往一样感到愉快				
7	我发觉我的体重在下降				
8	我有便秘的苦恼				
9	我心跳比平时快				
10	我无缘无故地感到疲乏				

续表

序号	测试内容	得 分			
		1	2	3	4
*11	我的头脑跟平常一样清楚				
*12	我觉得经常做的事情并没有困难				
13	我觉得不安而平静不下来				
*14	我对将来抱有希望				
15	我比平常容易生气激动				
*16	我觉得作出决定是容易的				
*17	我觉得自己是个有用的人,有人需要我				
*18	我的生活过得很有意思				
19	我认为如果我死了别人会生活得好些				
*20	平常感兴趣的事我仍然照样感兴趣				

【备注】 SDS 含有 20 个项目,SDS 按症状出现频度评定,分为没有或很少时间、少部分时间、相当多时间及绝大部分或全部时间 4 个等级。若为正向评分题,依次评为粗分 1、2、3、4。反向评分题(标 * 题),则评为 4、3、2、1。自评结束后,把 20 个项目中的各项分数相加,即得到总粗分,按中国常模结果,SDS 总粗分的分界值为 41 分,即总粗分≥40 分要考虑有抑郁症状,需要到专科医师咨询或就诊。

（六）焦虑自评量表(SAS)

【指导语】 请仔细阅读每一条,把意思弄明白,然后根据您最近一星期的实际感觉,选择最适合您的答案。现在开始吧! SAS 采用 4 级评分,主要评定症状出现的频度,其标准为:"1"表示没有或很少时间有;"2"表示有时有;"3"表示大部分时间有;"4"表示绝大部分或全部时间都有。20 个条目中有 15 项是用负性词陈述的,按上述 1~4 顺序评分。其余 5 项(第 5,9,13,17,19)注 * 号者,是用正性词陈述的,按 4~1 顺序反向计分。

a.没有或很少时间　　　　　　　b.小部分时间
c.相当多时间　　　　　　　　　d.绝大部分或全部时间

序号	测试内容	得 分			
		1	2	3	4
1	我觉得比平常容易紧张和着急				
2	我无缘无故地感到害怕				
3	我容易心里烦乱或觉得惊恐				
4	我觉得我可能将要发疯				
5	我觉得一切都好,也不会发生什么不幸				
6	我手脚发抖打战				
7	我因为头痛、颈痛和背痛而苦恼				
8	我感觉容易衰弱和疲乏				
9	我觉得心平气和,并且容易安静坐着				
10	我觉得心跳得很快				
11	我因为一阵阵头晕而苦恼				
12	我有晕倒发作,或觉得要晕倒似的				
13	我吸气呼气都感到很容易				
14	我的手脚麻木和刺痛				
15	我因为胃痛和消化不良而苦恼				
16	我常常要小便				
17	我的手脚常常是干燥温暖的				
18	我脸红发热				
19	我容易入睡并且一夜睡得很好				
20	我做噩梦				

【备注】 SAS 的主要统计指标为总分。将 20 个项目的各个得分相加,即得粗分;用粗分乘以 1.25 以后取整数部分,就得到标准分,或者可以查表作相同的转换(粗分、标准分换算表 见 SDS 附录)。按照中国常模结果,SAS 标准分的分界值为 50 分,其中,50~59 分为轻度焦虑;60~69 分为中度焦虑;70 分以上为重度焦虑。

（七）生活事件量表（LES）

【指导语】 下面是每个人都有可能遇到的一些日常生活事件，究竟是好事还是坏事，可根据个人情况自行判断。这些事件可能对个人有精神上的影响（体验为紧张、压力、兴奋或苦恼等），影响的轻重程度是各不相同的。影响持续的时间也不一样。请你根据自己的情况，实事求是地回答下列问题，填表不记姓名，完全保密，在请在最适合的答案上打钩。

生活事件名称	事件发生时间				性 质		精神影响程度					影响持续时间				备 注
	未发生	一年前	一年内	长期性	好事	坏事	无影响	轻度	中度	重度	极重	三月内	半年内	一年内	一年以上	
举例:房屋拆迁			√			√							√			
家庭有关问题 1.恋爱或订婚																
2.恋爱失败、破裂																
3.结婚																
4.自己(爱人)怀孕																
5.自己(爱人)流产																
6.家庭增添新成员																
7.与爱人父母不和																
8.夫妻感情不好																
9.夫妻分居(因不和)																
10.性生活不满意或独身																
11.夫妻两地分居(工作需要)																

生活事件名称	事件发生时间				性 质		精神影响程度					影响持续时间				备 注
	未发生	一年前	一年内	长期性	好事	坏事	无影响	轻度	中度	重度	极重	三月内	半年内	一年内	一年以上	
12.配偶一方有外遇																
13.夫妻重归于好																
14.超指标生育																
15.本人(爱人)做绝育手术																
16.配偶死亡																
17.离婚																
18.子女升学(就业)失败																
19.子女管教困难																
20.子女长期离家																
21.父母不和																
22.家庭经济困难																
23.欠债 500 元以上																
24.经济情况显著改善																
25.家庭成员重病或重伤																
26.家庭成员死亡																
27.本人重病或重伤																

续表

生活事件名称	事件发生时间				性 质		精神影响程度					影响持续时间				备 注
	未发生	一年前	一年内	长期性	好事	坏事	无影响	轻度	中度	重度	极重	三月内	半年内	一年内	一年以上	
28.住房紧张																
工作学习中的问题 29.待业、无业																
30.开始就业																
31.高考失败																
32.扣发奖金或罚款																
33.突出的个人成就																
34.晋升、提级																
35.对现职工作不满意																
36.工作学习中压力大(如成绩不好)																
37.与上级关系紧张																
38.与同事邻居不和																
39.第一次远走他乡																
40.生活规律重大变动(饮食睡眠规律改变)																
41.本人退休离休或未安排具体工作																

续表

生活事件名称	事件发生时间				性　质		精神影响程度					影响持续时间				备注
	未发生	一年前	一年内	长期性	好事	坏事	无影响	轻度	中度	重度	极重	三月内	半年内	一年内	一年以上	
社交与其他问题 42.好友重病或重伤																
43.好友死亡																
44.被人误会、错怪、诬告、议论																
45.介入民事法律纠纷																
46.被拘留、受审																
47.失窃、财产损失																
48.意外惊吓、发生事故、自然灾害																
如果你还经历过其他的生活事件,请依次填写																
49																
50																

正性事件值:
负性事件值:
总值:

家庭有关问题:
工作学习中的问题:
社交及其他问题:

【LES 的使用方法和计算方法】 LES 是自评量表,含有 48 余我国较常见的生活事件包括三个方面的问题:一是家庭生活方面(有 28 条);二是工作学习方面(有 13 条);三是社交及其他方面(7 条)。另设有 2 条空白项目。供填写当事者自己经历而表中并未列出的某些事件。

填写者须仔细阅读和领会指导语,然后将某一时间范围内(通常为一年内)的事件记录下来。有的事件虽然发生在该时间范围之前,如果影响深远并延续至今,可作为长期性事件记录。对于表上已列出但未经历的事件应一一注明"未经历",不留空白,以防遗漏。然后,由填写者根据自身的实际感受而不是按常理或伦理道德观念去判断那些经历过的事件对本人来说是好事或是坏事?影响程度如何?影响的持续时间有多久?

一次性的事件,如流产、失窃要记录发生次数。长期性事件,如住房拥挤、夫妻分居等不到半年记为 1 次,超过半年记为 2 次。影响程度分为 5 级,从毫无影响到影响极重分别记 0、1、2、3、4 分;影响持续时间分之月内,半年内、一年内、一年以上共 4 个等级,分别记 1、2、3、4 分。

生活事件刺激量的计算方法:

1.某事件刺激量 = 该事件影响程度分×该事件持续时间分×该事件发生次数

2.正性事件刺激量 = 全部好事刺激量之和

3.负性事件刺激量 = 全部坏事刺激量之和

4.生活事件总刺激量 = 正性事件刺激量 + 负性事件刺激量

另外,还可以根据研究或诊断治疗需要,按家庭问题、工作学习问题和社交等问题进行分类统计。

【LES 结果解释及应用价值】 LES 总分越高反映个体承受的精神压力越大。95% 的正常人一年内的 LES 总分不超过 20 分,99% 的不超过 32 分。负性事件的分值越高对心身健康的影响越大,正性事件分值的意义尚待进一步的研究。

【应用价值】

1.甄别高危人群,预防精神障碍和心身疾病,对 LES 分值较高者加强预防工作。

2.指导正常人了解自己的精神负荷、维护心身健康,提高生活质量。

3.用于指导心理治疗、危机干预,使心理治疗和医疗干预更具针对性。

4.用于神经症、心身疾病、各种躯体疾病及重性精神疾病的病因学研究,可确定心理因素在这些疾病发生、发展和转归中的作用分量。

【适用范围】 LES 适用于 16 岁以上的正常人、神经症、心身疾病、各种躯体疾病患者以及自知力恢复的重性精神病患者。

(八)A 型行为类型评定量表

【指导语】 A 型行为(A 型性格)是美国著名心脏病学家弗里德曼(Friedman, M.)和罗森曼(Roseman, R. H.)于 20 世纪 50 年代首次提出的概念,典型的共同特点有雄心勃勃、争强好胜、醉心于工作但是缺乏耐心、容易产生敌意情绪,常有时间紧迫感等,把这类人的行为表现特点称之为 A 型行为类型(TABP),而相对缺乏这类特点的行为称之为 B 型行为(TBBP)。

本次测试共 60 题。答案无所谓对与不对,好与不好。请尽快回答,不要在每道题目上太多思考。回答时不要考虑"应该怎样",只回答你平时"是怎样的"就行了。符合的选"是";不符合的选"否"。

行为总分:

36~50 分:具有 A 型行为特征;

28~35 分:中间偏 A 型行为特征;

27~27 分:极端中间型;

19~26 分:中间偏 B 型行为特征;

(-10)~18 分:具有 B 型行为特征。

TH:时间匆忙感

2、3、6、7、10、11、19、21、22、26、29、34、38、40、42、44、46、50、53、55、58"是"-1 分;14、16、30、54"否"-1 分。反映时间匆忙感,时间紧迫感和做事快等特征。

高分者:惜时如金,生活和工作节奏快,总有一种匆匆忙忙、感到时间不够用的感觉。渴望在最短的时间内完成最多的事情,对于节奏缓慢和浪费时间的工作或事会不耐烦、不适应。容易粗心大意,急躁。

低分者:时间利用率不高,生活、工作节奏不快,悠闲自得,心态平和,喜欢休闲和娱乐,做事有耐心,四平八稳,容易给人一种慢条斯理的感觉。

CH:争强好胜

1、5、9、12、15、17、23、25、27、28、31、32、35、39、41、47、57、59、60"是"-1 分;4、18、36、45、49、51"否"-1 分。反映争强好胜、敌意和缺乏耐性等特征。

高分者:生活及工作压力大,渴望事业有所成就,竞争意识强烈,争强好胜,希望能出人头地,并对阻碍自己发展的人或事表现出激烈的反感或攻击意识。

低分者:与世无争,容易与人平和相处,生活和工作压力不大,也可能生活标准要求不高,随遇而安,也可能是过于现实。

L:8、20、24、43、56"是"-1 分;13、33、37、48、52"否"-1 分。≥7 答卷无效。

序号	测试内容	是	否
1	我做事喜欢慢慢来,而且总是思前想后		
2	受工作能力和水平很差的人所领导,我也无所谓		
3	有时我会想到一些坏得说不出口的事		
4	假如我可以不买票白看电影,而且不会被发现,我可能会这样做		
5	即使有人冤枉了我,我也能够忍受		
6	有时我简直忙得透不过气来,因为该做的事情太多了		
7	我常常因为一些事大发脾气或和人争吵		

续表

序号	测试内容	是	否
8	人们认为我是一个相当安静、沉着的人		
9	坐公共汽车时,我总觉得司机开车太慢		
10	我总看不惯那些慢条斯理、不紧不慢的人		
11	我觉得我有能力把一切事情办好		
12	对未来我有许多想法,并总想一下子都能实现		
13	别人托我办的事,只要答应了,我从不拖延		
14	当别人对我无礼时,我会立即以牙还牙		
15	听到别人发表不正确见解,我总想立即纠正他		
16	有人对我或我的工作吹毛求疵时,很容易挫伤我的积极性		
17	聊天时,我也总是急于说出自己的想法,甚至打断别人的话		
18	约会或乘车、船,我从不迟到,如果对方耽误了,我就恼火		
19	遇到买东西排长队时,我宁愿不买		
20	人家说我是个厉害的暴性子的人		
21	我有时会把今天该做的事拖到明天去做		
22	当我正在做事,谁要是打扰我,不管有意无意,我都非常恼火		
23	即使是决定了的事别人也很容易使我改变主意		
24	我觉得自己是一个无忧无虑、逍遥自在的人		
25	我从来没想过要按照自己的想法办事		
26	我觉得别人对我的话理解太慢,甚至理解不了我的意思似的		
27	听人讲话或报告时我常替讲话人着急,我想还不如我来讲		
28	我常常力图说服别人同意我的观点		
29	许多事本来可以大家分担,可我喜欢一人去干		
30	有些工作我根本安排不下,只是临时挤时间去做		
31	有时我也会说人家的闲话		
32	我总不能像有些人那样,做事不紧不慢		
33	我觉得世界上值得我信任的人实在不多		
34	我常常为工作没做完,一天又过去而忧虑		

序号	测试内容	是	否
35	排队买东西,要是有人加塞,我就忍不住指责他或出来干涉		
36	对别人的缺点和毛病,我常常不能宽容		
37	有时我真想骂人		
38	我常常感到时间晚了,可一看表还早呢		
39	很多事如果由我来负责,情况要比现在好得多		
40	我常常比较容易看到别人的缺点而不容易看到别人的优点		
41	当事情不顺利时我就想放弃,因为我觉得自己能力不够		
42	有时连我自己都觉得,我所操心的事远远超过我应该操心的范围		
43	如果犯有错误,我每次全都愿意承认		
44	人们认为我做事很有耐性,干什么都不会着急		
45	我上班或赴约会时,从来不迟到		
46	在公园里赏花、观鱼等,我总是先看完,等着同来的人		
47	我做事总是匆匆忙忙的,力图用最少的时间做尽量多的事情		
48	无论做什么事,即使比别人差,我也无所谓		
49	每天的事都使我的神经高度紧张		
50	尽管时间很宽裕,我吃饭也快		
51	无论做什么事,即使看着别人做不好我也不想替他做		
52	人们认为我是一个干脆、利落、高效率的人		
53	我每天看电影,不然心里就不舒服		
54	我经常感到应该做的事情很多,有压力		
55	即使没有什么要紧事,我走路也很快		
56	我觉得我一个非常敏感的人		
57	即使跟别人合作,我也总想单独完成一些更重要的部分		
58	在我所认识的人里,个个我都喜欢		
59	必须等待什么的时候,我总是心急如焚,"像热锅上的蚂蚁"		
60	无论做什么事,我都比别人快一些		

（九）护士用住院病人观察量表（NOSIE）

姓名：　　　　性别：　　　　年龄：　　　　病室：　　　　研究编号：

住院号：　　　评定日期：　　　第　次评定　　　　评定员：

序号	内　容	评分标准				
		0分	1分	2分	3分	4分
		无	有时有	常常	经常	一直是
1	肮脏					
2	不耐烦					
3	哭泣					
4	对周围活动感兴趣					
5	不督促就一直坐着					
6	容易生气					
7	听到不存在的声音					
8	衣着保持整洁					
9	对人友好					
10	不如意便心烦					
11	拒绝做日常事务					
12	易激动发牢骚					
13	忘记事情					
14	问而不答					
15	对好笑的事发笑					
16	进食狼藉					
17	与人攀谈					
18	自觉抑郁沮丧					
19	谈论个人爱好					
20	看到不存在的东西					
21	提醒后才做事					
22	不督促便一直醒					

续表

序号	内　　容	评分标准				
		0分	1分	2分	3分	4分
		无	有时有	常常	经常	一直是
23	自觉一无是处					
24	不太遵守医院规则					
25	难以完成简单任务					
26	自言自语					
27	行动缓慢					
28	无故发笑					
29	容易冒火					
30	保持自身整洁					

附录二　课程学时分配表（参考）

序号	课程内容	学时数		
		理论	实践	合计
1	第一章　绪论 　　第一节　护理心理学的概念、对象和任务 　　第二节　护理心理学的发展史 　　第三节　学习研究护理心理学的意义和方法	2		
2	第二章　普通心理学 　　第一节　心理现象与心理过程 　　第二节　记忆与遗忘 　　第三节　思维、想象与注意 　　第四节　能力、性格、气质与人格 　　第五节　需要、动机与兴趣 　　第六节　智商、情商与自我意识	4		
3	第三章　心理学的基本理论 　　第一节　第一势力:弗洛伊德与精神分析理论学派 　　第二节　第二势力:华生与行为主义学派 　　第三节　马斯洛、罗杰斯与人本主义学派 　　第四节　莱瑟与认知学派 　　第五节　其他学派	4		
4	第四章　发展心理与健康心理 　　第一节　发展心理 　　第二节　健康心理	4		
5	第五章　心理评估与心理咨询、心理干预 　　第一节　心理评估 　　第二节　心理咨询 　　第三节　心理干预	4	2	
6	第六章　心身疾病 　　第一节　心身疾病概述 　　第二节　与心身疾病有关的危险因素 　　第三节　心身疾病的诊断、防治与心理护理的原则 　　第四节　常见心身疾病	4		

序号	课程内容	学时数		
		理论	实践	合计
7	第七章 护理人员心理 第一节 护理人员的职业角色 第二节 护理人员的心理素质 第三节 护理人员的人际关系	2		
8	第八章 护理人员心理护理的程序与方法 第一节 概述 第二节 患者角色、权利与义务 第三节 心理护理程序及方法	2		
9	第九章 临床常见患者的心理护理 第一节 门急诊患者的心理特征与心理护理 第二节 手术患者的心理特征与心理护理 第三节 急重症患者的心理特征与心理护理 第四节 慢性患者的心理特征与心理护理 第五节 老年患者的心理特征与心理护理 第六节 传染病患者的心理特征与心理护理 第七节 肿瘤患者的心理特征与心理护理 第八节 精神障碍患者的心理特征与心理护理 第九节 临终患者的心理特征与心理护理	6		
10	第十章 神经症与人格障碍患者的心理护理 第一节 神经症的概念、特征及病因 第二节 各种神经症的主要表现 第三节 人格障碍各类型的心理护理	4		
合 计		34	2	36

主要参考文献

[1]张伯华,周唯.护理心理学[M].北京:北京理工大学出版社,2013.

[2]吴玉斌,郎玉玲.护理心理学[M].2版.北京:高等教育出版社,2010.

[3]中国就业培训技术指导中心,中国心理卫生协会.心理咨询师(基础知识)[M].北京:民族出版社,2005.

[4]尚少梅,蔡篮.护理心理学[M].北京:北京出版社,2014.

[5]郭念锋.心理咨询师.(基础知识)[M].北京:民族出版社,2005.

[6]马存根,张纪梅.医学心理学[M].4版.北京:人民卫生出版社,2014.

[7]蔡篮,陶凤燕.护理心理学[M].北京:北京出版社,2014.

[8]玄英哲,周英.护理心理学[M].北京:人民军医出版社,2011.

[9]周秀华.急救护理学[M].2版.北京:人民卫生出版社,2006.

[10]林崇德,等.心理学大辞典[M].上海:上海教育出版社,2003.

[11]邱鸿钟.护理心理学[M].广州:广东高等教育出版社,2002.

[12]全国十二所重点师范大学联合编写.心理学基础[M].北京:教育科学出版社,2002.

[13]沈渔村.精神病学[M].3版.北京:人民卫生出版社,1996.

[14]吴玉斌.心理学基础[M].2版.北京:科学出版社,2005.